당신의 내일,
오늘보다 더
젊고 아름답게

당신의 내일, 오늘보다 더 젊고 아름답게
동안 피부미용 다이어트 전문의가 전하는 안티에이징 바이블

초판 1쇄 발행 2022년 11월 22일

지은이 정재웅
펴낸곳 드림위드에스
출판등록 제2021-000017호

교정 김성은
편집 김성은
검수 김성은
마케팅 위드에스마케팅

주소 서울특별시 강남구 압구정로14길 32-1, 102호(신사동)
이메일 dreamwithessmarketing@gmail.com
홈페이지 www.bookpublishingwithess.com

ISBN 979-11-92338-31-6(03510)
값 16,000원

- 이 책의 판권은 지은이와 드림위드에스에 있습니다.
- 이 책 내용의 전부 또는 일부를 재사용하려면 반드시 양측의 서면 동의를 받아야 합니다.
- 잘못된 책은 구입하신 곳에서 바꾸어 드립니다.

동안 피부미용 다이어트 전문의가 전하는
안티에이징 바이블

당신의 내일, 오늘보다 더 젊고 아름답게

정재웅 지음

의사 본인이 직접 체득하며 정리한 안티에이징 지침서

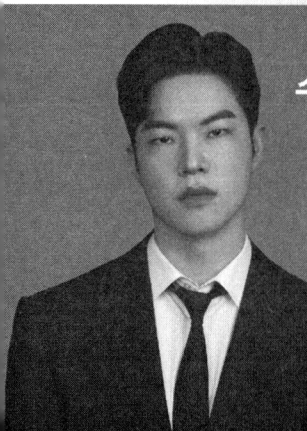

수많은 셀럽들과 스타들의 주치의로 활동하면서
맑고 고운 피부와 날씬한 몸매라는
환자들의 소망을 해결해 온
정재웅 원장의
Anti-Aging Know-how

드림위드에스

Introduction

　노화가 진행되면 우리 몸은 다양한 방법으로 신호를 보낸다. 건망증이 생겨 자주 깜박깜박하고, 눈은 침침해지고, 귀도 먹먹해진다. 우리 몸의 신경과 뇌의 커뮤니케이션이 원활하지 못해 일어나는 현상들이다. 이와 비슷하게 피부도 탄력이 예전 같지 않다고 느끼는 순간이 갑작스럽게 찾아온다. 오후가 되도록 베개 자국이 사라지지 않는 지독한 어느 날, 푹 자고 일어났음에도 봐 줄 수 없을 만큼 퀭한 눈가, 1년이 지나도록 선명한 지난 여름날 생긴 비키니 자국, 그리고 모처럼 비싼 화장품을 발랐는데도 효과가 예전만 못한 경우가 그러하다. 노화 현상들이 내 몸 곳곳에서 실체를 드러내며 늙어가고 있다는 신호를 보낸다. 그리고 그 신호를 자각하면 어떤 방법으로든 늙음을 더디게 해야겠다는 마음을 가지게 된다.

　'성형'이란 올바른 미의 기준을 가지고 완벽을 추구해 나가는 하나의 예술이라고 생각한다. 미의 기준은 절대적인 것이 아니라 시대에 따라 변화한다. 그 변화에 민감하게 반응하고 고객의 선호와 유행에 맞는 아름다움을 추구하는 것이 중요한 이유이다.

미용성형의 영역은 세부적으로 '수술' 그리고 '시술과 관리'로 나눌 수 있다. 요즘처럼 수술과 시술이 모두 가능한 교집합의 영역에서는 다운타임이 짧아 일상생활로의 복귀가 빠른 '시술'을 선호하는 고객들이 많고 수술과 시술 이후에도 꾸준한 관리를 원하는 사람들이 주를 이루고 있다. 또한 그 '관리'라는 말에 포함된 의미는 '평생', 그리고 '안티에이징'일 것이다. 우리는 누구나 젊어지기 위한 욕구를 가지고 있고 '안티에이징'을 위해 노력한다.

사람들의 이목구비가 모두 다르듯 피부의 특성과 체형도 사람마다 다르기에 '개인별 맞춤 비스포크 안티에이징'이 필요하다. '안티에이징'은 하루 이틀, 한두 번이 아닌 지속적으로 꾸준히 하는 것이 필요하다. 지속적으로 관리 받는 것이 중요하기에 고객 입장에서 나를 관리해 주는 사람이 자주 바뀌거나 병원이 바뀌는 것은 적절하지 않다고 볼 수 있다. 시시각각 변화하고 발전하는 다양한 미용 의료 분야에서 특정 시술이나 관리를 받기 위해 여기저기 직접 병원을 알아보고 찾아다니는 행동은 '안티에이징'에 그리 효과적이지 못하다. 그렇기에 본 저자는 피부관리 및 시술을 통한 '외적인 안티에이징'과 비만, 건강관리를 통한 '내적인 안티에이징', 두 가지 핵심 안티에이징 솔루션을 고도화하고 고객에 따른 맞춤형 관리를 위해 노력하고 있다.

저자는 세브란스 출신 가정의학과 전문의이다. 가정의학은 연령, 성별, 질병의 종류에 상관없이 가족을 대상으로 지속적이고, 포괄적인 의료를 제공하는 학문이다. 이러한 가정의학의 특성을 미용성형 분야에 접목하여 고객을 위한 안티에이징 주치의가 되고자 하며, 고객들이 더 이상 혼자 헤매지 않도록 진보된 프레스티지 클리닉에서 토탈 에스테틱 솔루션을 제공하는 안내자 역할을 하고자 한다.

　의사와 고객들과의 만남이 일회성으로 끝나지 않고 지속적인 관계로서, 관리받는 평생 함께하며 겉으로 보여지는 외적인 아름다움과 더불어 건강까지 고려한 내적인 아름다움을 동시에 구현할 수 있도록 토탈 케어를 실현하고자 한다. 나의 진료를 통해 본인만의 아름다움을 찾아가는 사람들을 보며 보람을 느끼고, 나와 인연을 맺은 고객들의 삶에 행복이 깃들기를 염원해 본다.

Contents

Introduction   4

Part 1.
아름다움과 건강함… 두 마리 토끼를 한 번에 잡는…
Total Anti-Aging

01. 태어날 때부터 안티에이징을 시작해야 한다.   12
02. 건강하고 아름다운 100세 시대를 꿈꾸며   16
03. 사람들은 왜 안티에이징에 열망하는가?   22
04. 저자가 안티에이징 전문가가 되기까지   27

Part 2.
Aging(노화)이란 무엇인가?

01. 노화는 왜 일어나는가?   36
02. 노화는 언제 시작되는가?   48
03. 우리 몸에 나타나는 노화현상들   51
04. 노화의 주범, 활성산소 VS 건강의 비결, 항산화 요법   55
05. 노화를 부르는 대표적인 요인들   60
06. 우리가 아는 것보다 더 많은 노화와 질병의 원인과 올바른 예방법   64

Part 3.
오늘부터 실천해야 할 안티에이징 시크릿

01. 노화는 질병일까? 72
02. 균형이 무너지며 시작되는 에이징 79
03. 음식, 비타민, 영양에서 찾는 항산화, 항노화 84
04. 연령별로 알맞은 안티에이징 방법 90
05. 개인 맞춤형 퍼스널 안티에이징 개념 94
06. 다이어트와 습관으로 만드는 안티에이징 컨설팅 99

Part 4.
Total Anti-Aging(안티에이징의 A to Z)

01. 시대마다 다른 동안의 기준 112
02. 올인원 안티에이징 피부 관리 & 리프팅 118
03. 이너뷰티를 위한 식이요법 & 영양제 & 비타민 수액 치료(IVNT) 122
04. 안티에이징을 위한 운동 처방 127
05. 비스포크 맞춤 몸매 관리 & 다이어트 치료 130
06. 부드러운 살결을 위한 흉터 & 튼살 치료 134
07. 스타일의 완성은 헤어, 두피 관리 & 탈모 예방 138

◆

Part 1.

아름다움과 건강함…
두 마리 토끼를 한 번에 잡는…
Total Anti-Aging

01. 태어날 때부터 안티에이징을 시작해야 한다.
02. 건강하고 아름다운 100세 시대를 꿈꾸며
03. 사람들은 왜 안티에이징에 열망하는가?
04. 저자가 안티에이징 전문가가 되기까지

태어날 때부터
안티에이징을 시작해야 한다.

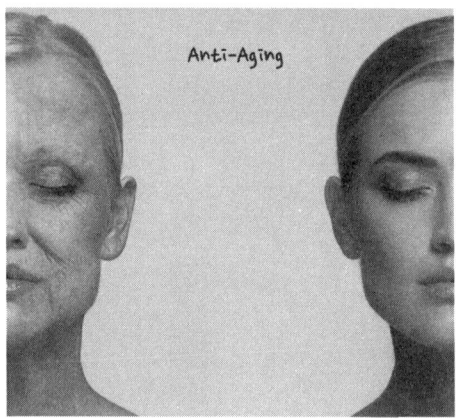

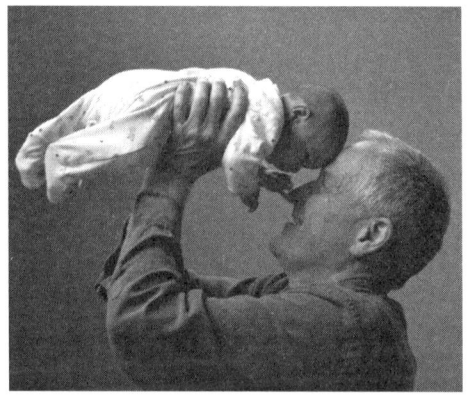

우리는 100세 시대에 어떻게 살아야 하는 것이 옳게 살아가는 것인가에 대한 수많은 고민을 한다. 오래 사는 것과 질 높은 삶을 영위하는 것은 다르다. 현재 우리가 지향하는 것은 오랫동안 쾌적하고 수준 높은 삶을 사는 것이다. 그러하기에 과학의 발달이 가져온 특혜와 각종 신기술을 동원한 안티에이징을 열망하며 수많은 연구가 진행되고 있고, 각 분야에서 뜨겁게 다루어지고 있다. 특히 의학과 뷰티산업에는 그 열기가 더욱 뜨겁다. 이와 더불어 안티에이징에 대한 관심과 타겟은 그 연령이 점점 낮아지면서 '얼리 안티에이징'에 대한 개념이 정립되고 있다.

우리는 언제 어디서든, 누구에게든 '동안'이라는 말을 들으면 행복해한다. 동안은 나이와 다르게 젊어 보이는 얼굴을 가진 사람에게 붙이는 말로, 하나의 사회현상을 넘어 트렌드로 자리 잡았다. 그만큼 사람들은 나이를 먹어감에 따라 진행되는 노화가 피부 표면으로 보이는 것에 민감하다. 이 지점에서 안티에이징의 최종 도착지가 동안이라고 할 수 있는 것이다.

'동안'이라는 말을 대표하는 중요한 조건은 바로 피부이다. 피부라는 요소가 사람의 직관적인 나이를 드러내는 중요한 부분이라면, 피부의 노화는 언제부터 진행되는 것일까? 보통 노화의 조짐이 보이기 시작하는 것은 28~30세 전후라고 하지만, 생물학적으로 노화는 14~15세부터 시작한다. 그래서 얼리 안티에이징이라는 용어로, 젊음의 연장과 동안으로 보이는 것을 오래도록 유지하는 삶을 영위하기 위한 노화 지연관리를 표현한다. 이렇듯 얼리 안티에이징의 시기가 있다고 하였을 때, 언제부터 시작해야 하는지에 대한 의견은 학자마다 분분하다. 혹자는 피부의 노화 진행을 미리 예방하는 것이 좋다고 한다. 과학적으로 피부 노화는 약 25세 정도부터 진행되는데, 이 시기에는 두 눈으로 볼 수 있는 뚜렷한 변화가 없어 안티에이징의 중요성을 잘 느끼지 못한다. 그러나 40대가 되면 이미 피부 노화 현상이 상당히 진행된 상태라 되돌리기에 역부족이다. 일찍부터 안티에이징에 관심을 기울여야 한다는 것이다. 피부 관리에는 환경적인 요인도 매우 중요한 요소이다. 자외선에 노출되고, 너무 덥거나 추운 공간에 오랫동안 반복해서 머무르면 노화의 속도가 빨라진다. 이러한 자연적인 현상과 현대사회의 생활상에서 발생하는 요인을 이겨 낼 방법은 이르고 꾸준한 관리이다. 이렇듯 진정한 안티에이징은 자외선 차단과 함께 충분한 수분 공급과 미백, 피부 탄력에 중심을 맞추고 신경을 써야 한다고 볼 수 있다.

그러나 노화가 피부에만 국한되는 것이던가? 태어나면서부터 우리 몸에서는 노화가 시작된다고 해도 과언이 아니다. 갓 태어난 신생아들의 얼굴, 체형, 내부의 장기까지 필연적으로 나이를 먹기 시작한다. 우리의 눈에 제일 먼저 보이는 겉표면, 즉 피부를 통해 노화가 나타난다고는 하지만 결국 우리의 몸에 생성되는 각종 노화를 일으키는 요인들에 의해 점점 모든 기관은 에이징에서 자유롭지 못하다.

20대부터 노화를 관리하는 얼리 안티에이징 확산 현상은 왜 생겨났을까? 노화로 인한 신체적 변화의 개선과 복구보다, 젊은 20대부터 관리와 예방으로 노화를 늦추는 것이 효과가 더 크다는 인식이 일반화되었기 때문이다. 이는 젊은 세대들이 적극적인 관리를 통해 노화의 속도를 늦추기 위한 노력을 중요하게 생각한다고 해석된다. 요즘 세대들은 경쟁이 만연한 사회생활 속에서 사회, 문화적 변화를 쉽게 감지하고 수용하며, 빠른 경제성장으로 인한 물질적 풍요를 바탕으로 다방면의 영역에 관심을 가지고 있다. 이들은 다양한 컨텐츠에 익숙하며 인터넷 및 모바일을 활용한 OTT 영역의 확장으로 다양한 문화의 영향을 받고 성장한 세대이다. 외모관리를 사회적 지위나 직업성취 목표 달성을 위한 수단으로써 중요하게 생각하고, 자신의 사회적 지위 향상과 더 나은 직업, 연봉을 위해 외모관리 투자 비용을 긍정적으로 받아들이고 있다.

이러한 트렌드를 선도하는 연령층은 점점 더 낮아지고 있다. 외모 관리의 한 영역으로 안티에이징이 중요해졌으며, 이는 하나의 세포에서 시작한 우리가 태어나는 순간부터 한순간도 쉬지 않고 지속적으로 늙어가기 때문이다. 어쩌면 노화는 태어나면서부터 시작되는 지도 모른다. 성장하고, 발달하며, 병에 걸리기도 하고, 체력의 정점에 이르렀다가 시간이 흐름에 따라 마치 예정된 것처럼 늙어가고 죽는다. 노화(aging)는 자연이 부여한 세상의 질서이기도 하다. 생명은 자연의 법칙에 따라 순환하며, 유전자를 물려 주고 새로운 생명이 태어난다. 그렇게 세대를 이어 간다. 환경과 의학의 발달로 수명이 늘어났지만, 우리는 늘어난 수명을 어떻게 건강하고 아름답게 살아야 하는지에 주목하여야 할 것이다.

건강하고 아름다운
100세 시대를 꿈꾸며

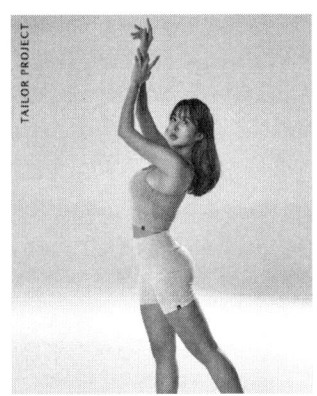

　인간의 기본적인 욕망 중 하나는 오래 살고 싶다는 것이며 '불로장생'은 인간 모두가 꿈꾸는 삶이다. 이는 수천 년 전부터 하늘에 닿을 듯한 권력자들뿐만 아니라 당장 내일의 먹거리를 걱정해야 하는 소외된 삶을 사는 이들도 가지는 보편적인 욕망이다. 영국의 정치가 처칠의 경우에는 바쁜 일상을 살면서도 매번 낮잠을 자며 활력의 근원을 찾고 건강을 유지하기 위해 애썼으며, 실제로 그는 전쟁 속에서 정치가로서의 삶을 살면서 많은 고난을 겪었음에도 91세까지 살았다. 조선의 국왕 영조의 경우에는 건강

관리를 위해 술을 멀리하였고 하루에 세 번만 식사를 함으로써 비만을 방지하였으며 끼니를 거르지 않고 식사 시간을 잘 지켰다고 한다.

근대화가 이루어지면서 인간의 기대수명은 빠른 속도로 늘어나고 있다. 통계청의 발표에 따르면 2015년 출생아의 기대수명은 82.1세로 전년보다 0.3세 증가했다고 한다. 2017년, 인구통계 및 노인학 분야에서 세계적인 석학인 장 로빈 프랑스 국립 과학연구센터 교수는 인간의 기대수명이 110세가 되는 날이 머지않았다고 밝혔다. 심지어 구글의 창립자인 세르게이 브린과 레리 페이지는 생명공학 분야에 엄청난 금액을 투자하면서 인간의 수명을 500세까지 연장하는 것을 목표로 한다고 밝혔다. 생명공학 기술의 발달 속도가 점점 더 빨라지고 있음을 고려하면, 기대수명이 110세를 돌파하는 것은 더욱 빠른 시점이 될 것이다.

불로장생을 꿈꿨던 진시황이 그러했듯, 현시대에도 그 열망은 변함없이 이어지고 있다. 많은 이들이 생명 연장을 꿈꾼다. 의학 기술의 발달로 인해 100세 시대를 논하는 일이 더는 인간의 억지스러운 바람이 아닌 자연스러운 현상이 되었다. 물론 모두가 진시황과 같은 꿈을 꾸는 것은 아니다. 하지만 오래 사는 데에 큰 미련이 없다고 하는 사람들조차도, 젊음과 건강을 유지한 채로 오래 살 수 있다는 조건을 달면 긍정적인 답을 하는 경우가 대다수일 것이다. 이러한 맥락은 최근 세계 의학계의 화두에 오른 관심사 중 하나인 '안티에이징'으로 귀결된다. 100세, 더 나아가 120세까지 살게 된다는 연구 결과들이 나오고 있어 이제 '노후 준비'는 단순히 재테크가 아닌 '건(健)테크'의 문제로 취급한다. 준비 안 된 100세의 모습은 더 이상 축복이 아닌 재앙에 가깝다. 그렇다면 100세 시대를 맞는 우리에게, 준비를 하기 위한 분명하고 현실적인 제안이 필요하다. 무엇보다, 건강하고 아름다운 100세를 맞이하는 것이 모두의 바람일 테니 말이다.

많은 연구자들은 건강한 100세 시대를 살아가려면, 아직 건강하고 노화가 많이 진행되지 않은 30~40대부터 준비해야 한다고 말하고 있다.[1]

그리고 이러한 꿈을 실현시킬 수 있을 듯한 연구가 몇 년 전 발표되어 화제를 모았다. 하버드 의과대학 유전학과 교수인 데이비드 싱클레어(David Sinclair, 1969-)의 연구 내용이며 핵심만 요약해 보자면, 세포의 노화 속도를 늦춤으로써 수명을 늘리되 암, 당뇨 등과 같은 개별 병증을 치료하는 것이 아니라 노화 그 자체를 늦출 수 있는 의학 기술을 개발 중이라는 것이다. 70대에도 40대처럼 뛰고 산행을 할 수 있으며 100세가 되어도 30대 손주와 농구 한판을 뛸 수 있다면 150세, 아니 200세까지 살고 싶지 않을까?

조선시대의 평균 수명은 20대 후반이었다. 그러니 100년 전만 해도 이런 일을 상상이나 할 수 있었을까? '100세'는 더 이상 특별히 장수하는

---

1 "30대부터 준비하는 100세 시대를 사는 법", 헬스조선, 2011.03.29.,
https://health.chosun.com/site/data/html_dir/2011/03/28/2011032801301.html

사람의 나이가 아니다. 인구통계 전문가인 고려대 통계학과 박유성 교수 팀은 한국연구재단 지원을 받아 통계청의 출생자·사망자·사망원인 통계(1997년 1월~2007년 12월)를 토대로, 의학발달을 감안한 새로운 기대수명을 계산했다. 그 결과 한국인의 수명이 통계청 예측보다 훨씬 빨리, 더 길게 연장돼 일반인도 상당한 확률로 100세에 근접하는 '100세 시대'가 코앞에 다가왔다. 100세까지 사는 것이 특별히 장수하는 사람의 얘기가 아닌 바로 우리의 이야기인 것이다.

과거에는 그저 오래 살면 축복이라고 생각할 뿐, 장수하는 것이 고민거리는 아니었다. 100세까지 사는 사람도 거의 없었거니와 대가족 시스템에서 나이 들면 으레 자식이 부모를 부양했기 때문이다. 그러나 노후 대책을 스스로 준비해야 하는 지금 같은 시대에는 단순히 오래 산다는 것이 100% 축복을 의미하진 않는다. 문제는 삶의 질이다. 건강관리가 제대로 되지 않아 질병을 안은 채 100세까지 살아가는 건 많은 어려움과 고통을 동반할 수 있기 때문이다. 보통 60세 초반을 정년퇴직 연령대라고 본다면 100세 시대에는 약 40여 년을 무직으로 살아가야 한다는 말과 같다. 현재 많은 분야에서 정년퇴직의 나이가 55세까지 내려간 상태라 사회생활의 제도적 뒷받침을 기대하기란 어려워 보인다. 특정 질병을 앓지 않더라도 정상적인 노화만으로 노인의 삶은 많은 부분에서 불편하기 때문이다. 뼈의 노화로 걷는 것이 힘들고, 잘 들리지 않고, 보이지 않으며, 미각도 저하되어 음식 맛도 느끼기 힘들어진다.

이렇듯 자신의 100년을 어떻게 보낼지는 개인 선택의 문제다. 그러므로 어떻게 하면 생활 속에서도 안티에이징을 적용할 수 있을지 알아보고자 한다. 아직 노화 단계에 들어서지 않은 10-20대는 자신의 몸에 귀를 기울이고 생활 습관을 교정함으로써 장기적인 안티에이징 습관을 들여야 한다. 이제 막 노화가 시작된 20-30대부터는 항산화요법, 영양요법, 생활습관 교정으로 노화의 진행을 더디게 할 수 있을 것이다. 반면, 노화가 이미 완연하게 진행되고 있는 40-50대 이상은 호르몬 균형 요법과 주사 요법으로 노화 증상을 개선하여 생체나이를 10년 이상 되돌릴 수 있다. 한마디로 자신의 연령대가 어떠하든 바로 이 순간부터 '건강하게 늙기'를 차근차근 준비하면 즐겁고 의미 있는 노년을 보낼 수 있다는 것이다.

그저 사람이 죽느냐 사느냐가 치료의 결과인 시절은 이미 오래전 이야기이다. 사망률, 완치율, 5년 생존율, 삶의 질이 어떻게 변화했느냐가 치료 결과의 범주에 들어간다. 대한가정의학회에서 개발한 삶의 질 측정 도구를 통해 밝힌 결과를 보면 갱년기를 잘 넘기는 것이 노년기 삶의 질을 결정한다. 한마디로 남녀 모두에서 갱년기를 어떻게 잘 극복하느냐가 중요해진 것이다.

그렇다면 갱년기가 지나가고, 60대 이후 100세까지 삶의 질에 큰 영향을 미치는 질환은 무엇일까? 암, 뇌졸중, 치매 등 중병일수록 삶의 질에 영향을 많이 끼치는 것은 사실이다. 하지만 겉으로 보기에 심각하지 않아도 삶의 질을 급격히 떨어뜨리는 질환으로는 대사증후군, 비만, 우울증, 당뇨병, 성기능 장애 등이 있다. 행복한 노년을 위해서는 신체기관의 일반적인 노화뿐 아니라 젊을 때부터 이런 질환에 걸리지 않도록 세심하고 꾸준한 노력이 필요하다.[2]

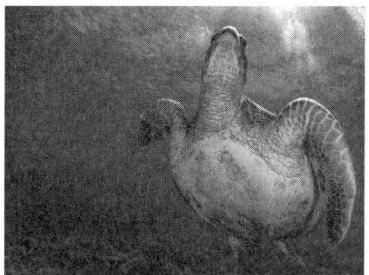 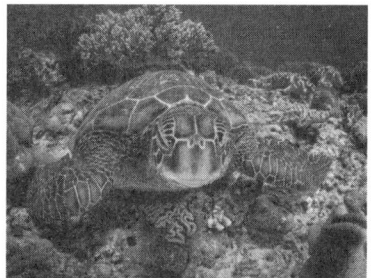

---

2 "30대부터 준비하는 100세 시대를 사는 법", 헬스조선, 2011.03.29.,
https://health.chosun.com/site/data/html_dir/2011/03/28/2011032801301.html

사람들은 왜
안티에이징에 열망하는가?

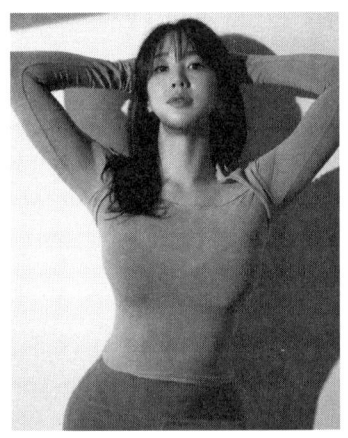

거울을 들여다보다 입가 주변의 팔자주름을 발견했다고 가정해 보자. 콧방울에서 입가까지 이어지는 약하게 패인 줄이 또렷할 것이다. 당혹스럽고 조급한 마음에 그 부근을 급히 문질러 대도 그것은 처음부터 얼굴에 존재했던 것처럼 떡하니 자리 잡고 앉아 도무지 희미해질 기미를 보이지 않을 것이다. 도대체 언제부터 주름이 생긴 것인지, 시작을 떠올려보려 해도 기억이 나지 않는다. 분명 주름이 없는 얼굴이 너무나도 당연해서 신경 쓰고 있지 않던 사이에 자리 잡았을 것이다. 또한, 흰 머리의 경우도 마찬가지이다. 처음엔 현실을 부정하며 보이는 족족 그것을 뽑아내기 바쁠 것이고, 그 후엔 흰머리 안 나는 방법 등을 검색하며 그것의 흔적을 없애기 위한 해결책을 찾고자 할 것이다.

그러나 노력하는 나를 비웃기라도 하듯 흰머리는 기하급수적으로 늘어가고 결국 항복을 선언하며 주기적 염색을 하는 것으로 합의를 본다. 숱한 노력으로 남들은 주의 깊게 살펴보지 않으면 나의 흰머리를 알아보지 못하니 어느 정도는 위장에 성공할 수 있었지만 주름의 문제는 미묘하게 다르다. 아무리 화장을 하고 좋은 에센스를 바른다고 한들 단 한 번의 웃음만으로도 그것은 무력해지고 만다.

씁쓸하게도 신체 노화의 흔적이 '감출 수 없는' 얼굴에까지 옮겨 온 것이다. 언제부터 노화가 진행된 것인지 거울을 보면서 사람의 얼굴에 세월이 있다는 말을 실감하는 것이다. 동시에 위안이 되는 사실은 누구에게나 시간의 흐름은 피해 갈 수 없는 부분이기에 내게만 닥친 일은 아니라는 점이다. 서른 언저리의 사람들이 나누는 대화 내용도 그러하다. 조금씩 변하기 시작하는 외모에 대한 자각과 함께 각자의 고민을 껴안고 있다. 가격대가 있는 탈모 방지 샴푸를 사용하고 있다거나 매일 적당량의 맥주 효모를 섭취하고 있다는 이야기를 심심찮게 들을 수 있다.

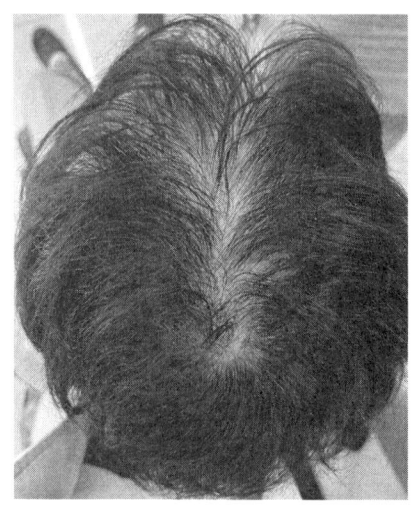

　탈모에 대해 생각하지도 않던 때가 있었으나 언젠가부터 가르마 부근의 머리숱이 예전 같지 않음에 걱정하게 되는 시기는 기어코 오고 만다. 언젠가부터 사람들의 모임에서 '안티에이징'에 관한 주제는 나이를 불문하고 모두가 공감할 수 있는, 오랜 시간 떠들만한 적절한 대화 주제로 오르곤 했다. 피부과며 경락 마사지며 홈 케어 상품과 같은 안티에이징 제품이나 관리법에 대해 꽤 많은 정보를 주고받고, 실제 지인들이 경험했다는 효과에 관해 토론하기도 한다. 무엇보다 알맞은 '안티에이징'을 위한 제품이 어느새 대부분의 지인들이 선호하는 여행선물이 되어 있기도 하다.

　시간의 연속성 속에 살고 있다는 것을 알고 있으면서도, 많은 사람이 떠올리는 한계는 늘 가까운 미래였을 것이다. 언젠가 반드시 오고야 말 노화로 인한 세월의 흔적을 상상할 수 있었던 사람들은 아마도 많지 않았을 것이다. 노인은 예전부터 노인이었던 것처럼, 누구나 그 사람의 젊은 시절을 상상할 수 없었던 것처럼 노화를 자신의 것으로 받아들이는 것은 쉽지 않은 일이고 타인의 문제라고 생각했을 것이다. 그러나 노화는 이제 결코 먼 미래의 남의 문제가 아니다. 바로 이 순간 나 자신의 문제인 것이다.

노화는 시간이 지날수록 단순히 외모의 변화에만 머물러 있지 않다. 미세하게 서서히 쇠락해 가는 몸의 변화도 분명 존재하는 것이다. 그토록 믿어 의심치 않았던 내 몸에 대한 확신이 조금씩 흔들리기 시작하면서 부랴부랴 종합 검진을 받고 주 3회 필라테스를 시작하거나 겨드랑이에 잡힌 작은 몽우리에 다음날 꼭두새벽부터 유방외과로 달려가기도 한다. 이렇듯 자신의 몸이 마냥 생생하지 않은, 병이 들 수 있는 몸이라는 것을 자각하는 순간이 온다. 어디선가 우연히 얻은 종합 비타민만이 자리 잡고 있었던 책상 위엔, 면역력에 좋다는 프로폴리스, 간 건강을 위한 실리마린과 같은 영양제들로 착실히 채워지고 있을 것이다.

이렇게 나이가 들어가는 것이다. 최근에는 이십 대도 나이 타령을 한다. 이십 대면 젊지 않냐는 이야기를 들을 수도 있겠으나 마냥 속 편한 말이라고 할 수도 없다. 이렇듯 누구든지 어느 날 불현듯 서서히 하강 곡선을 그리는 자신의 외모와 신체의 실상을 마주하고야 만다.

진실의 민낯을 마주하면서 사람들은 '안티에이징'에 집중한다. 항산화, 슈퍼푸드, 리프팅, 폴리페놀, 오메가3 이전 같으면 들어도 잊어버릴 것만

같았던 용어들을 일상에서 수없이 사용하며 그 분야의 전문가 뺨치는 지식을 자랑한다. 그리고 홈쇼핑에서 건강기능식품을 방영하면 어김없이 같은 시간 건강 교양프로그램에서 그 성분의 안티에이징 효능에 대해 침이 마르도록 열변을 토하는 각계의 전문가 패널들의 입담이 펼쳐지는 공식을 눈치채게 된다. 그리고 서서히 예능 프로그램과 드라마보다 더 집중하며 찾아보는 아침 프로그램이 된다.

저자가
안티에이징 전문가가 되기까지

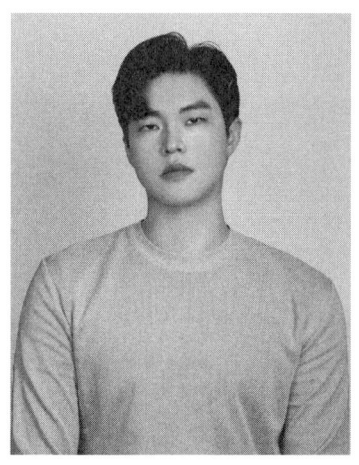

필자는 신촌세브란스병원 출신 가정의학과 전문의로 안티에이징에 관련된 여러 학회 정회원으로 활동하고 있으며, 현재 봉봉성형외과 안티에이징 센터장을 역임하고 있다. 그러나 이 책을 읽는 독자분들이 궁금한 것은 나의 이력만은 아닐 것이다.

나는 어떤 사람인가? 어린 시절을 되돌아보면 나는 '아름다움'에 관심이 많던 사람이었다. 취미로 미술 전시회 다니는 것을 즐기며 여러 예술적인 분야에 관심이 많았다. 다양한 작품들 속에서도, 특히 인체의 아름다움을 표현한 작품들에 유독 눈길이 갔던 것 같다.

그런 작품들을 보며, 스스로에 대해서도 외면적인 아름다움과 내면적인 아름다움을 동시에 갖추기 위해 노력하며 살아왔다. 외적인 아름다움을 위해 꾸준히 운동하며 적당한 체격을 유지하고, 패션, 외모 등을 가꾸기 위해 노력해 온 사람. 나다운 개성을 잃지 않으면서도 트렌디하고 스타일리쉬한 아름다움을 추구해 온 사람. 내적인 아름다움을 위해 바른 인성을 가꿀 수 있도록 꾸준히 스스로를 돌아보며 피드백하는 습관을 가진 사람. 건강과 체력관리를 위해 우리 몸에 맞는 보조제와 비타민에 관해서 연구하고, 공부하며 주변에 추천해 주던 사람. 아름다움의 추구가 스스로에 국한되지 않고 직업적으로 이어져 나와 연결된 모두가 함께 아름다워질 수 있도록 발전한 사람. 이러한 문장들이 나라는 사람을 잘 표현해 줄 수 있다고 본다.

안티에이징에는 여러 분야가 있다. 스킨케어, 시술, 관리뿐만 아니라 목적에 따라서 방식도 상이하다. 이러한 안티에이징의 특징을 고려하였을 때, 이 모든 것들을 포괄적으로 다루기에 가장 최적화되었으며, 그 많은 분야에 대해 모두 완벽성을 기하고 있는 전공이 가정의학이라고 할 수 있다.

필자는 봉봉성형외과 안티에이징 센터장으로서 고객별 맞춤 비스포크 안티에이징을 위한 최고의 Commander가 되기 위해 다방면으로 노력해 왔다.

처음엔 다소 차가워 보일 수 있지만 고객을 현혹하는 말보다는 현실적으로 고객과 지킬 수 있는 약속을 통해 신뢰 관계를 형성할 수 있도록 노력한다.

객관적인 지표들을 통해 체계적이고 계획적으로 관리받을 수 있도록 퍼스널 안티에이징 컨설팅을 수립하고 실현하는 것이 진정한 나의 역할이자, 정체성을 잊지 않는 것이라고 생각한다.

나는 일에 대해서는 누구보다 성실하게 임하며, 완벽주의가 강하다. 일반적으로 논리적이고 객관적인 분석을 통해 빠른 결정을 내리고 장기적인 목표를 세워 전략적으로 이를 성취해 가는 경향이 있다. 복잡한 문제와 개념도 빠르게 핵심을 파악하고, 이를 체계적이고 단호하게 대응하는 편이다. 이러한 나의 장점을 고객의 퍼스널 안티에이징 컨설팅에 활용하여 가장 최적화된 안티에이징 전략을 프로그래밍한다. 또한 지적인 호기심이 풍부해서 새로운 아이디어에 관심이 많고, 변화와 혁신에 거리낌이 없다. 다른 사람들 앞에서 발표하거나 표현하는 것을 어려워하지 않으며, 목표를 성취해 가는 과정에서 비평과 토론의 시간을 즐기는 나의 기질과 특성은 개개인의 모두 다른 에이징의 속도를 받아들여 창의적인 안티에이징 개별화 전략을 제공할 수 있다.

고객별 맞춤 비스포크 안티에이징을 위한 Commander로서의 전문성은 비논리적이거나 비효율적인 것을 쉽게 알아채며, 이것을 바로잡기 위해 강하게 주장할 수 있어야 비로소 완성된다. 따라서 가능성에 대해 성취할 수 있는 현실적인 시간 계획을 세우고, 고객에게 맞추어 적용하고자 한다. 동시에 신속하게 쟁점을 파악하고 결정을 내리는 편이지만 때로는 너무 성급하게 결정을 내리는 것에 대해 스스로 조심하려 한다.

'관리'라는 말에 포함된 의미는 '평생', 그리고 '안티에이징'일 것이다.
'안티에이징'은 하루이틀, 한두 번이 아닌 지속적으로 꾸준히 관리하는 것이 필요하다. 그렇기에 고객 입장에서 나를 관리해 주는 사람이 자주 바뀌거나 병원이 바뀌는 것은 적절하지 않다고 생각한다.

그리고 시시각각 변화하고 발전하는 다양한 미용 의료 분야에서 특정 시술이나 관리를 받기 위해 여기저기 직접 병원을 알아보고 찾아다니는 고객들을 보면 안타깝다는 마음이 든다.

나는 앞서 언급한 바와 같이 세브란스 출신 가정의학과 전문의이다.

가정의학이란 연령, 성별, 질병의 종류에 상관없이 가족을 대상으로 지속적이고, 포괄적인 의료를 제공하는 학문이다. 이러한 가정의학의 특성을 미용성형 분야에 접목하여 고객을 위한 안티에이징 주치의가 되고자 한다. 고객이 더는 혼자 헤매지 않도록 의사와 고객으로서의 만남이 일회성, 단편적이지 않고 지속적인 관계로서 관리받는 평생 함께하는 안내자 역할을 추구하고자 한다. 겉으로 보여지는 외적인 아름다움과 더불어 건강까지 고려한 내적인 아름다움을 동시에 구현할 수 있도록 토탈 케어를 실현할 것이다. 이를 위해 다음과 같은 시스템을 운영하고 있다.

첫째, 자체 줄기세포 연구센터이다. 피부관리를 위한 여러 제품이 있지만, 그중에서도 피부재생을 위한 근본적인 성분은 줄기세포가 최고라 할 수 있다. 자체 연구센터에서 신선한 줄기세포 성장인자를 채취하여 봉봉만의 배합을 통해 만든 스킨부스터를 안티에이징, 탈모치료, 흉터&튼살 치료 등 다방면에 활용하고 있다.

둘째, 고객의 하이엔드 피부 관리를 위한 다양한 시술 장비를 구비하고 있다. 트렌드에 발맞춰 인모드, 슈링크 유니버스 등 고객들이 자주 찾는 시술 장비뿐만 아니라 아직 보편화되지는 않았더라도 고객의 통증을 줄이고 얼굴 전체에 정밀하게 약물을 주입할 수 있는 미라젯 등 새로운 트렌드를 주도할 장비들도 미리 도입하여 시술하고 있다.

셋째, 피부 상태에 관련한 많은 공부를 바탕으로 이를 더 객관적인 지표로 판단하고 적용하기 위해 피부 정밀 진단 장비를 도입했다. 모공, 주름, 색소, 수분 정도 등 객관화된 피부 지표들을 통해 고객의 피부 상태를 판단하고 이에 맞추어 주치의가 직접 일대일 상담을 통해 고객별 맞춤 안티에이징 솔루션을 제공한다. 동안을 위한 리프팅도 개인별로 시술이 달라져야 한다. 고객마다 다른 피부, 얼굴형과 이목구비를 가지고 있기 때문이다. 인모드, 슈링크, 보톡스, 필러, 실리프팅과 같은 시술도 고객마다 다르게 적용된다. 시술 전 충분한 상의와 디자인을 통해 고객의 만족도를 최대치로 끌어올릴 수 있다.

 마지막으로, 얼굴 안티에이징 뿐만 아니라 바디 안티에이징까지 책임진다. 안티 에이징 프로그램은 얼굴에서 끝나는 것이 아니라 바디의 전체적인 아름다움을 위한 다이어트와 체형관리 프로그램도 포함한다. 고객별 신체 특성을 고려하고 적합한 방법을 선택하여 꾸준한 체형관리를 도우며 고객들의 건강 증진, 면역력 증강을 위한 비타민 수액 치료 프로그램도 구성되어 있다. 미의 기준은 절대적인 것이 아니라 시대에 따라 변화한다. 그 변화에 민감하게 반응하고 고객의 니즈와 트렌드에 맞는 아름다움을 추구하는 것이 나의 진료 철학이다. 우리는 누구나 젊어지기 위한 욕구를 가지고 있고 '안티에이징'을 위해 노력한다. 사람들의 이목구비가 모두 다르듯 피부의 특성과 체형도 사람마다 다르기에 '개인별 맞춤 비스포크 안티에이징'이 필요하다. 이렇게 피부관리 및 시술을 통한 '외적인 안티에이징'과 비만, 건강관리를 통한 '내적인 안티에이징', 저자는 두 가지 핵심 안티에이징 솔루션을 고도화하기 위해 노력했다.

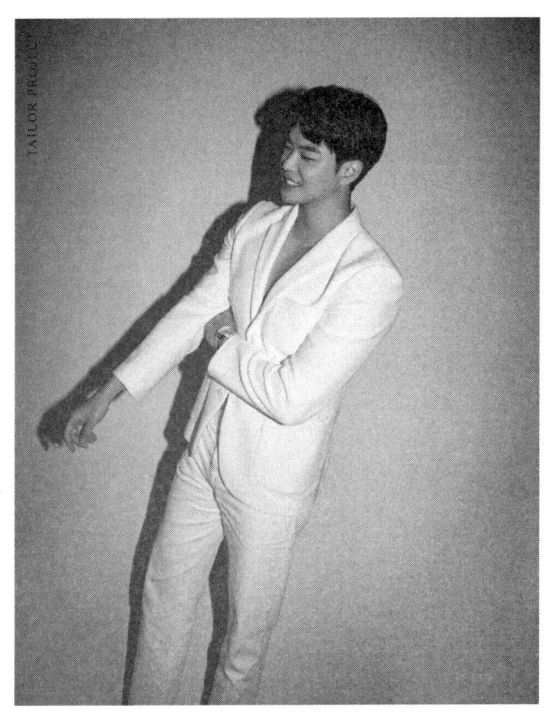

Part 2.
Aging(노화)이란 무엇인가?

01. 노화는 왜 일어나는가?
02. 노화는 언제 시작되는가?
03. 우리 몸에 나타나는 노화현상들
04. 노화의 주범, 활성산소
    VS 건강의 비결, 항산화 요법
05. 노화를 부르는 대표적인 요인들
06. 우리가 아는 것보다 더 많은 노화와
    질병의 원인과 올바른 예방법

노화는 왜 일어나는가?

인간이 왜 늙는지에 대한 이유는 명확하게 밝혀진 것이 없다. 하지만 여러 노화 이론들 중에 대표적인 몇 가지에 대해 알고, 대처방법을 실천한다면 100세 시대를 건강하게 맞이할 수 있을 것이다. '인간이 늙는 이유에 대한 5가지 이론과 대처방법'을 소개하고자 한다.

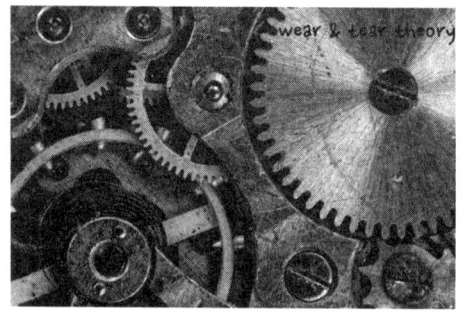

첫째, 소모&마모 이론이다. 자동차는 오래 타면 결국 고물이 되는 것과 마찬가지로 인간이 늙는 이유에 관한 첫 번째 이론으로 1882년 독일의 생리학자인 와이즈만(August Weisman) 박사가 처음 주장하였으며 가장 오래된 이론 중 하나다. 우리 몸을 과하게 사용하게 되면 신체와 세포들이 손상되어 노화가 일어난다는 이론이다. 우리 몸속 신체 장기와 세포가 우리가 먹는 음식과 생활환경 속 독소(카페인, 알코올, 니코틴, 자외선 등)로 인한 신체적, 정신적 스트레스 때문에 점점 망가져 간다는 것이다. 이는 마치 자동차를 오래 탈수록 점점 엔진과 각종 부품들이 마모되는 것과 같다.

노화는 자연의 질서이다. 이 이론은 금연과 금주를 하고 자연식만 고집해서 독소와 스트레스를 피한다 해도 신체 장기의 기본적인 사용만으로도 시간이 지남에 따라 점점 마모는 일어난다는 것이다. 신체의 과사용 및 음식물과 환경 독소의 남용은 마모 과정을 촉진할 뿐이다. 젊은 청장년의 경우 신체를 유지하고 회복시키는 체계가 활발하게 작동하여 이러한 손상을 보상한다. 그러나 나이가 들면 이러한 회복 능력이 떨어져 질병에 걸리고 결국에는 사망하게 된다.

대처 방법으로는 신체를 과사용하거나 음식 및 기호 식품 등의 남용을 피하는 것이다. 급발진, 급제동을 삼가고 좋은 연료를 사용하고 엔진 오일을 자주 갈아 주면 자동차를 오래 탈 수 있듯이, 유해한 환경을 피하고 좋은 음식을 먹고 규칙적이고 절제된 생활을 한다면 노화를 지연시킬 수 있다.

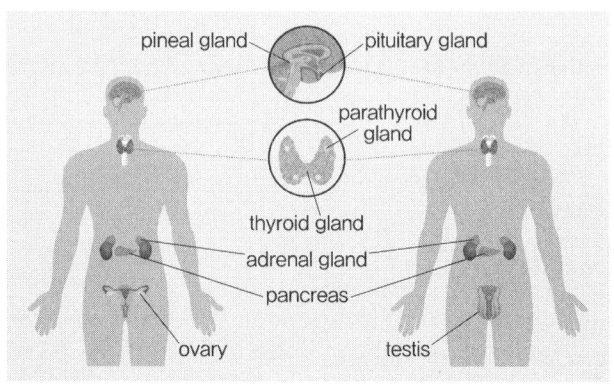

둘째, 신경내분비계 이론이다. 즉 호르몬이 줄어든다는 것이다. 우리 몸의 중요한 기능들을 조절하는 생화학 물질의 네트워크인 신경호르몬 체계에 초점을 맞춘 신경내분비계 이론(The Neuroendocrine Theory)이다. 마모 이론을 조금 더 구체화한 것으로 1954년 러시아의 노인학자 블라디미르 딜만(Vladimir Dilman)이 처음 주장했다. 호르몬을 건강하게 유지하는 비결은 좋은 생활습관을 유지하는 것이다.

호르몬(hormone)은 일반적으로 신체의 내분비 기관에서 생성되는 화학물질로 인체 신호전달 물질을 통틀어 일컫는다. 여러 내분비 기관에서 만들어진 호르몬은 혈액을 통해 신체의 여러 기관으로 운반되어 그곳에서 각각의 호르몬이 지닌 기능을 발휘하게 된다. 호르몬은 서로 협조하여 신진대사를 비롯해 성기능 등 신체 기능을 조절하고 나빠진 기능을 회복시키는 중요한 역할을 한다. 즉, 호르몬은 우리 몸을 관리하고 수리하는 기능을 수행한다.

젊은 청장년기에는 호르몬 분비량이 많기 때문에 성적 행동도 활발하고 체력도 강하다. 외적 스트레스에 대한 반응 또한 대처를 잘한다. 그런데 나이가 들면서 호르몬 분비가 감소하므로, 신체 기능이 떨어지고 회복 능력과 조절 능력도 떨어진다. 이러한 이유로 인해 몸의 기능에 이상이 나타나게 된다. 또한 호르몬의 상호 작용이 있어서 하나의 호르몬 생성이 부족할 경우 다른 기관의 호르몬 생성도 떨어지게 된다.

이에 따른 대처 방법은 호르몬 분비가 원활하도록 신체를 자극하는 자연 호르몬 요법을 이용하는 것이다. 대표적인 자연 호르몬 요법으로 운동, 식사조절, 수면 요법 등이 있다. 호르몬 분비가 잘 이루어지지 않을 때는 호르몬 보충 요법을 통해 호르몬을 투여해 분비를 자극하여 노화를 지연시킬 수 있다. 나이 든 사람도 호르몬 양이 젊은 사람 수준으로 유지되면 세포들이 자극되어 신진대사가 활발해지므로 젊음을 유지하게 된다(단, 자연 호르몬 요법에 비해 부작용과 비싸다는 단점이 있어 기능상의 문제가 생긴 경우만 사용하는 것이 좋다).

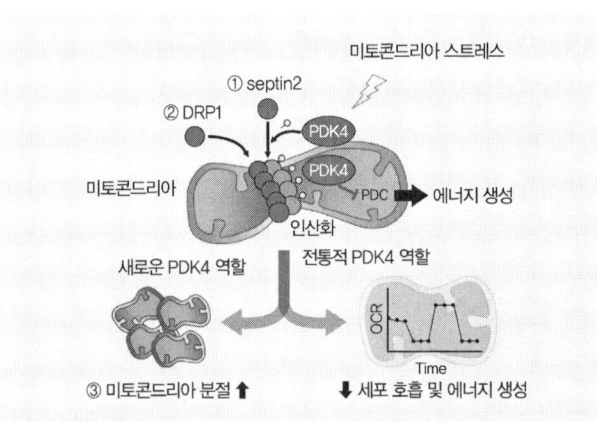

　셋째, 활성산소이론(The Free Radical Theory)이다. 산소가 노화의 주범이라는 이론으로 1958년 네브래스카 대학의 하만(Denham Harman) 교수가 주장하였으며, 유리기 이론 또는 산화 손상설이라고도 한다. 지구에 사는 생명체는 대부분 생명을 유지하는 데 산소가 필요하다. 호흡을 하거나 섭취한 음식물에서 에너지를 만들어 내는 과정에서 산소가 필수적이기 때문이다. 세포에서 에너지를 만드는 곳인 미토콘드리아는 종종 발전소에 비유하기도 한다. 그런데 문제는 이 발전소가 불완전하다는 것이다.

　미토콘드리아가 에너지를 만드는 과정에서 산소는 화학물질들과 결합하고 물과 탄산가스를 배출하지만 산소의 약 1~5퍼센트는 불가피하게 세포를 파괴하는 활성산소로 변한다. 활성산소 즉, 유리기(free radical)는 자유전자(free electron)를 가진 분자로 건강한 분자와 결합하여 건강한 분자를 파괴하는 성질을 갖고 있다. 공기 중의 산소가 쇠를 녹슬게 하는 것처럼 활성산소는 세포를 손상시키고 중요한 생체 물질인 단백질의 구성 성분인 아미노산을 산화시켜 단백질 기능을 저하시킨다. 그로 인해 DNA에도 손상을 주어 유전자 돌연변이를 일으키며 암의 원인이 되기도 한다.

생명 유지에 꼭 있어야 하는 산소가 노화와 질병의 원인이라는 사실은 크나큰 모순이 아닐 수 없다. 활성산소에 의한 손상은 태어나서부터 죽을 때까지 지속되는데 젊은 시절에는 손상을 빨리 회복하는 메커니즘이 잘 작동해 활성산소의 파괴 효과가 상대적으로 작다. 그러나 나이가 들수록 활성산소에 의한 손상이 누적되는 반면 활성산소에 대항하는 항산화 능력은 떨어져 세포는 노화된다. 또한 활성산소는 피부와 관절, 힘줄, 인대, 근육을 부드럽고 탄력 있게 유지하는 콜라겐과 섬유질을 공격한다. 그 결과 피부가 처지고 주름살이 생기는 피부 노화가 일어나며 관절이 뻣뻣해지면서 몸의 유연성도 떨어지게 된다.

이러한 활성산소 발생을 최대한 줄이기 위해서는 가장 큰 주범인 흡연과 스트레스를 피해야 한다. 스트레스는 참지 말고 그때그때 해소하고 적당한 운동을 해야 한다. 또한, 공해, 자외선, 식품첨가물 등 각종 유해 환경에 되도록 노출되지 않도록 한다. 음식을 많이 먹을수록 활성산소도 많이 만들어지므로 과식보다는 소식이 좋다. 활성산소의 공격으로부터 우리 몸을 보호하는 항산화제를 많이 먹는 것도 한 방법이다. 비타민과 미네랄이 풍부한 신선한 채소와 과일을 많이 먹는 것이 좋으며 커피보다는 녹차를 마시는 것이 좋다. 그러나 나이가 들수록 채소나 과일만으로는 활성산소를 없애기에 부족하므로 항산화 효능이 좋은 비타민 C와 E, 베타카로틴, 셀레늄, 폴리페놀, 프로폴리스 등을 정제로 복용하는 것도 한 방법이다.

넷째, 늙는 것은 필연임을 전제하는 프로그램 이론이다. 일명 '노쇠 이론'이며 인간의 DNA에 늙어가도록 프로그래밍이 되어 있다는 이 프로그램 이론(The programmed theory)은 얼마나 빨리 늙을 것인지, 얼마나 오래 살 것인지는 모두 유전적으로 결정되어 있다는 것이다. 그래서 DNA와 유전자 이론(The DNA and Genetic Theory)으로 불리기도 한다. 다음 세대를 위한 번식과 전파를 위한 인간의 임무만 완수하면 노화는 예정대로 진행된다는 프로그램 이론의 맹점은 노화의 과정은 설명할 수 있지만, 원인 규명이 불분명하다는 것이다. 유전자에 기록되어 있다 하더라도 후천적 노력으로 노화를 느리게 할 수 있다.

"노화와 장수는 모두 정해져 있으니 운동을 규칙적으로 하고 좋은 생활 습관을 유지할 필요 없이 하고 싶은 것을 하며, 먹고 싶은 것 먹으면서 즐겁게 되는 대로 살면 되는 것 아닌가?"라고 생각할 수 있다. 하지만 이렇게 생각해 보자. 90살까지 살 수 있는 유전자를 가지고 태어난 사람이 좋은 생활 습관을 유지하고 노화 방지를 위해 노력한다면 100살까지 건강하게 오래 살 수 있지 않을까? 예전에는 노화와 장수에는 유전적 요인이 절대적이라고 보았으나 지금은 후천적 요인 또한 중요하다는 것이 밝혀지고 있다.

최근 역학적 연구 결과 식습관, 운동, 스트레스 등의 후천적 요인의 영향이 크다는 것이 밝혀지면서 규칙적이고 절제된 생활 습관의 중요성이 점점 더 강조되고 있다. 이 이론에 따르면 노화를 조절하는 유전자를 찾아내 이를 적절히 조작할 수 있다면 인간은 늙고 병들어 죽는다는 운명의 굴레를 벗어날 수 있으며 이렇게 될 경우 인간의 수명이 얼마나 늘어날지는 상상의 영역이 될 것이다.

다섯째, 텔로미어가 점점 짧아지는 것에 기인한 텔로머레이스 이론이다. 〈서던 리치: 소멸의 땅〉라는 영화에서 전직 군인이자 생물학자인 리나(나탈리 포트만 분)는 이런 대사를 한다.

"세포는 말이야, 헤이플릭 한계를 피하면 노쇠를 방지할 수 있어. 세포가 노화하지 않는다는 말이야. 불멸이 된다고. 계속 분열되고 죽지 않는 거지. 노화는 사실 자연스러운 현상이 아니고 유전자의 결함이거든. 그것만 아니라면 나는 영원히 지금 모습을 유지할 수 있어."

– 영화 〈서던 리치: 소멸의 땅〉 생물학자 리나의 대사 중에서

헤이플릭 한계(Hayflick Limit)란 세포 분열의 횟수가 제한되어 있

으며, 정해진 횟수 이상으로 세포가 분열하면 세포는 노화되어 죽는 것을 말한다. 생물학자인 레너드 헤이플릭(Leonard Hayflick)이 1961년에 발견한 것으로 태아의 세포는 100번 정도 분열하고, 노인의 세포는 20~30회 분열한 뒤에 노화되어 죽는다는 것이다. 1980년대까지도 유전자의 돌연변이, 호르몬의 변화, 면역성 저하 등 세포 노화의 원인으로 다양한 가능성이 제기되었지만, 세포 노화의 근본적인 원인이 무엇인지 밝혀내지 못했다. 1990년대에 이르러서야 생물학자들은 헤이플릭 한계가 염색체 말단에 존재하는 '텔로미어'에 의해 정해진다는 것을 밝혀냈다.

영화 〈서던 리치: 소멸의 땅〉은 완벽한 생명은 있는가에 관하여 묻는다. 텔로미어(말단소립, telomere)는 세포시계의 역할을 담당하는 DNA의 조각들로 염색체의 끝부분에 위치하여 염색체의 다른 부분과 구성물질 및 모양이 다르다. 마치 운동화 끈의 끝 부분이 플라스틱으로 마감 처리되어 실로 된 끈의 올이 풀리지 않도록 보호하는 것과 비슷하게 염색체를 보호하고 있다.

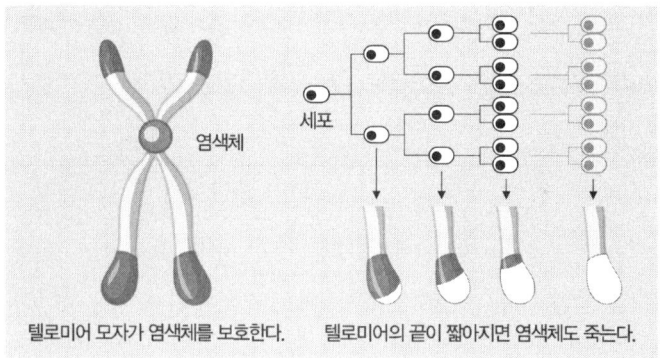

텔로미어 모자가 염색체를 보호한다.   텔로미어의 끝이 짧아지면 염색체도 죽는다.

텔로미어는 세포 분열을 하여 염색체가 복제될 때도 복제되지 않으며 세포 분열이 거듭될수록 길이가 점점 짧아진다. 텔로미어가 다 닳으면 그 세포는 더 이상 세포 분열을 하지 못하고 죽는 것이다. 따라서 염색체의 텔로미어 길이는 세포의 수명을 예측하는 지표가 된다. 유전자 복제로 태어난 복제 양 돌리가 일찍 죽은 것도 이미 세포 분열을 많이 한 다 자란 암컷 양을 복제한 탓에 날 때부터 텔로미어가 짧았기 때문으로 알려져 있다.

이렇게 중요한 역할을 하는 텔로미어를 재생하는 효소가 텔로머레이스(telomerase)이다. 세포에 텔로머레이스를 주입하면 세포 분열이 계속되어도 텔로미어가 더 이상 짧아지지 않는다. 즉, 세포가 영원히 분열을 계속하면서 죽지 않는 것이다. 현재 실험에서는 이것이 가능한데, 생체에 적용하려는 노력이 활발히 진행 중이다. 문제는 텔로머레이스를 사용하면 암 발생 위험도 커진다는 것. 암은 세포가 무한히 분열을 계속하면서 증식하는 특징이 있는 질병이기 때문이다.

암세포는 텔로머레이스 활성이 높아서 세포가 계속 분열을 해도 텔로미어가 짧아지지 않고 죽지도 않으므로 무한정 증식하여 생명을 위협한다. 반대로 노화된 세포는 텔로머레이스가 없어 분열을 거듭할수록 텔로미어가 짧아져서 죽는 것이다. 이런 특성 때문에 암 치료와 노화 방지 분야에서 동시에 텔로머레이스를 연구하고 있다. 정상 세포에서 텔로미어가 짧아지는 것을 막거나 짧아지는 시간을 늦추면 세포 노화를 막거나 늦출 수 있고, 반대로 암세포에서는 텔로머레이스를 억제하면 암세포의 성장을 막을 수 있기 때문이다.

이외에도 노화의 원인에 대한 다양한 이론들이 있다. 질서&무질서 이론, 수리 착오론, 면역설, 가교설, 폐기물 누적론, 생식 고갈론, 유전자 돌연변이론, 생체물질론 등 많은 노화 이론에도, 노화를 예방하고 건강한 삶을 이어 갈 수 있도록 해 주는 공통점은 건강한 생활습관을 가지는 것이다. 규칙적으로 운동과 명상을 하고, 해가 되는 음식과 기호식품은 피하고, 과식하지 않으며, 긍정적인 생각과 웃음을 잃지 않도록 하는 것. 어쩌면 헤이플릭 한계를 극복한 완벽한 생명은 존재하지 않을지 모른다. 비록 우리가 그 한계를 무시할 수는 없겠지만, 건강하게 늙는 것은 자신의 선택에 달려 있다는 것을 기억했으면 한다.

우리가 오래 살기 위해서는 노화의 방지와 동시에 질병의 치료와 예방이 병행되어야 한다.

모든 의사들이 동의하는 지점 중 하나는 질병의 진단과 치료보다 중요한 것이 예방이라는 것이다. 질병 자체가 발생하지 않는다면, 진단과 치료도 필요가 없기 때문이다. 그렇기에 각종 의학단체나 학회 등에서는 끊임없이 질병을 예방할 수 있는 생활 습관과 질병 유발인자에 대해 대국민 캠페인 등을 벌이고 있다. 그리고 현재의 질병 예방에 가장 중요한 핵심 요소는 유전자이다. 유전공학의 발달과 인간의 유전체 지도가 밝혀지면서 암을 유발하는 유전자가 무엇인지 밝혀지고, 유전자 가위를 통해 이러한 잠재적인 암 유발 유전자를 제거하는 기술이 상용화를 목전에 두고 있다. 몇 년 전 할리우드의 유명한 배우인 안젤리나 졸리가 이러한 유전자 검사를 통해 유방암에 걸릴 확률이 높다는 사실을 알고 배우로서는 치명적일 수도 있는 유방절제술을 선제적으로 시행하면서 화제가 된 적이 있다. 당시의 사람들은 너무 앞서간 것이 아니냐는 우려 섞인 목소리를 내기도 했지만, 질병의 적극적인 예방 차원에서 보면 발병 후의 치료과정과 치료율 등에 대한 현실적인 고민을 했을 때 이해가 되는 부분도 있다. 그리고 앞으로는 유방절제술보다는 훨씬 간편하게 유전자 가위로 질병을 유발할 수 있는 유전자들을 정상유전자로 교체하는 기술들을 통해 사전에 질병을 예측하고 발병을 차단하는 시대가 올 것이다.[3]

---

3 푸샵, "늙음은 운명인가? 예정된 노화를 대처하는 법", 푸샵, 2018.05.15.,
https://pusyap.com/%EB%8A%99%EC%9D%8C%EC%9D%80-%EC%9A%B4%EB%AA%85%EC%9D%B8%EA%B0%80-%EC%98%88%EC%A0%95%EB%90%9C-%EB%85%B8%ED%99%94-%EB%8C%80%EC%B2%98%EB%B2%95/

노화는
언제 시작되는가?

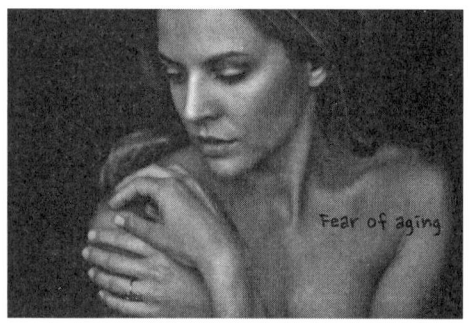

삼십 대 중반 정도의 나이라면 가장 일상적인 두려움으로 느끼는 건 노화에 대한 공포다. 매력 자본을 급격히 상실해 간다는 감각, 삶이 줬다 빼앗아 버리는 건강과 미에 대한 자각, 신체의 결함, 부식, 마멸의 공포는 수치심까지 소급하고 있다.

어찌하여 건강과 미의 기준은 이렇게나 다양하고 혹독하며, 그 준거는 어디에서 오는지 우리는 정확히 인지할 필요가 있다. 대부분의 사람들은 많은 시간을 소비하여 정체성을 찾고 자존감을 높인다. 많은 사람들이 적지 않은 시간을 투자하고 전력을 쏟아 가며 아름다움을 머무르게 하고, 젊고 어린 모습이 떠나지 않도록 붙잡아 두려고 한다. 그저 오래 사는 것만이 진정한 의미의 웰빙이 아니듯, 삶의 질을 영위하는 의미에서 안티에이징, 디에이징을 위해 연구되어야 할 것은 아직도 많다.

외모는 정체성이며, 자아이고, 몸이다. 그게 곧 언어인데, 이렇게 외모지상주의, 늙음 혐오가 지배하는 사회에서 노화를 느끼는 사람들은 그 시기를 민감하게 체감한다. 일반적으로 30대 중후반부터 노화를 자각하며 얼굴과 몸이 어떻게 쇠퇴해 갈지, 콜라겐이 얼마나 빠져나가고, 미간 주름은 어떻게 더 패이고, 팔자주름과 입가주름은 완전히 합쳐져서 어떤 선을 얼굴에 그릴지 등을 떠올리는 시기가 된다. 그리고 젊었을 때와는 사뭇 다르게 그 관심에도 깊이를 더해 간다. 이렇듯 우리는 노화되는 피부로 인해 만만찮은 스트레스를 받고 있으며 자신감을 위협하는 수준까지 이르고 있다. 그렇다면 노화가 본격화되는 시기는 언제부터일까?

인간의 노화는 사춘기를 기점으로 성인이 되는 시기까지 신체적 능력이 정점에 이르렀다가 감소하며 일어나기에, 그 시작 시기는 보통 이십대이며 속도 및 범위는 개인에 따라 매우 다르다는 것은 익히 앞장에서 언급한 바 있다. 노화는 대개 다수의 장기간에 걸쳐 동시다발적으로 발생한다. 남녀를 막론하고 유전, 환경, 생활 양식, 영양 섭취 등 다양한 요소가 노화에 영향을 미친다. 일반적으로 노화는 진행 속도가 느리고 신체적, 정신적, 사회적 기능을 위축시킨다는 특징이 있다. 또한 신체 일부 혹은 전신에 특정한 이상이 생기는 질병과 비교했을 때 신체의 기능이 전반적으로 저하된다는 특징이 있다. 그러므로 우리는 신체 기능이 저하되기 시작할 때 노화를 의심해 봐야 한다. 즉, 노화는 특정된 시기가 있다고 할 수 없으며 어느 시기이든 노화는 시작될 수 있고 진행됨을 염두에 두어야 한다.

우리 몸에 나타나는 노화현상들

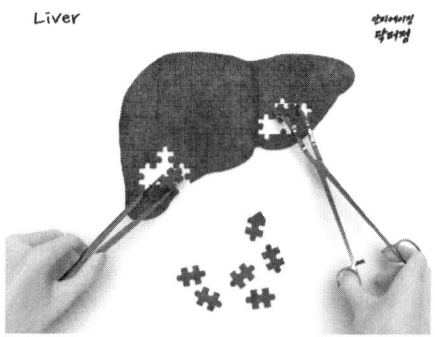

노화에는 여러 종류가 있다. 또한 부위마다 각기 다른 증상들이 있다. 간의 경우에는 우리 몸의 독소를 해독하며 재생 능력이 매우 뛰어나다고 알려져 있다. 간의 절반을 잘라 내도 2개월 만에 약 80퍼센트 이상이 회복되고 복원된다고 한다. 그러나 아무리 재생 능력이 탁월하다고 하여도 끊임없는 음주는 간의 주요 세포들을 파괴하고 염증을 일으켜 간경화와 암을 유발할 수 있기에 평소에 지속적인 관리가 필요하다. 심장의 경우 급소 중에 급소이며 혈액의 순환을 담당하고 있지만, 재생 능력이 없으므로 끊임없는 관리가 요구된다. 눈의 노화 증상에는 비문증과 노안이 있다. 비문증은 눈앞에 먼지나 벌레 같은 것들이 떠다니는 것처럼 보이는 증상이며 노안은 작은 크기의 글씨가 선명하게 보이지 않고 가까이에 있는 물체가 잘 보이지 않게 되는 증상을 말한다. 이외에도 안구건조증, 녹내장 등이 있다. 치아에도 노화가 있다. 이빨 옆 부분이 점차적으로 패이거나 주름 잡히는 마모 현상과 그로 인한 시림 현상, 잇몸의 주저앉음 같은 치아 조직 구조가 와해되면서 발생하는 현상들이 있다. 이렇듯 각 장기들에 노화 현상이 나타나게 되며, 각각을 케어하기 위해 여러 치료를 받아야 한다. 그러나 많은 증상들 중에서도, 보통은 피부 탄력이 줄어들고 체중이 늘어나는 것을 느끼게 되면서 나에게도 노화가 찾아왔음을 자각한다.

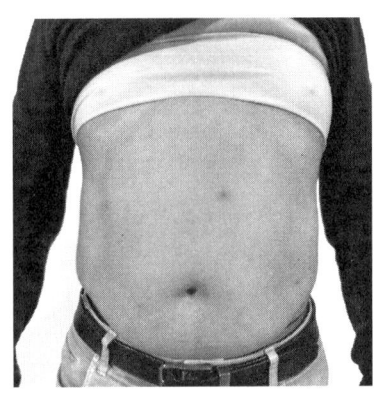
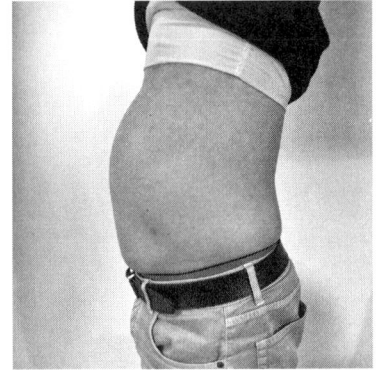

사람들이 자주 많이 하는 말이,
"나이 먹으니, 살이 쪄."
"나이 먹으니, 배 나와."

"피부가 늘어져서 얼굴이 커졌어."

"어릴 땐 말랐었는데."

이런 말들이 대화에 자주 등장하고 세월이 가며 나이가 드니, 몸이 망가지는 것은 자연스러운 현상이라 어쩔 수 없다고 생각한다. 그러면서, "밥이 보약이지."라며 열심히 몸에 좋다는 것을 챙겨 먹지만, 결과는 살이 찌고 더 찐다. 하지만 엄밀히 말하자면 나이가 드는 것과 노화는 다르다. 나이가 젊어도 신체는 노화가 올 수도 있고, 나이가 들어서도 신체는 노화 진행이 덜 되었을 수 있다. 대표적인 예시로 성인병이 20대, 10대, 심지어 소아들에게도 나타난다. 노화는 신체 기능이 망가진 것이므로, 나이가 어리더라도, 환경 관리가 제대로 되지 않으면, 몸은 충분히 노화될 수 있다고 보는 것이다.

반면, 장수 마을의 사례처럼 환경 관리가 잘 된다면, 나이가 드는 것에 비해 노화가 더디게 진행되어, 훨씬 더 오래 건강한 신체와 정신을 가지고 삶을 즐길 수 있다. 노화로 인해 신체 기능이 망가지면, 당연히 몸속 노폐물을 몸 밖으로 배출하는 기능도 저하된다. 즉, 병이 들면 집을 청소하기가 힘든 것과 같다. 그래서 몸속 노폐물로 인해 몸에 부종이 생기고, 살이 찌게 된다. 실제로, 살을 빼야 하는 사람들의 대부분에서 체지방은 물론이거니와 혈관에 쌓인 지방과 내장 주변 지방을 먼저 청소해 주는 것이 필요하다.

노화로 인한 현상은 신체뿐만 아니라 정신에서도 나타난다. 절망감, 우울감, 무력감 등을 느끼고 수면장애, 식욕 감소, 두통, 복통 등의 신체 증상으로 이어지기도 한다. 노화로 인해 생기는 정신적인 증상은 신체 증상과 같이 수반되는 경우가 많아 해결이 더 어려워지기도 한다.

우리 몸에는 수많은 노화 현상이 일어나지만, 이제 노화의 속도를 선택할 수 있는 시대가 왔다. 어떤 것이 내 몸의 노화를 촉진하는지 알고, 나쁜 것을 피하고, 좋은 것을 찾으면서 노화를 늦추도록 노력해야 할 것이다.

노화의 주범, 활성산소
VS 건강의 비결, 항산화 요법

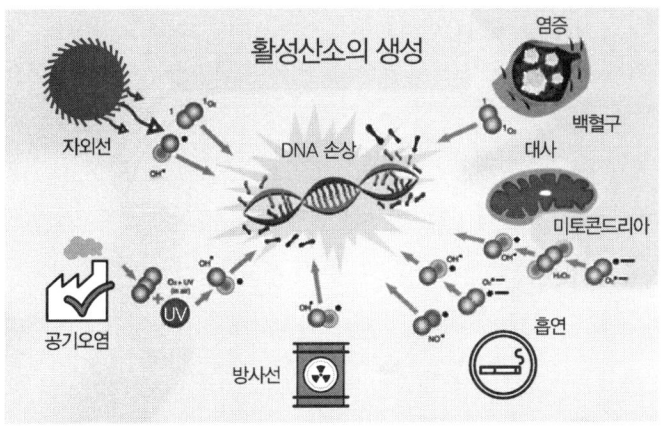

우리 몸 속 활성산소를 없애야 건강하게 살 수 있다.

지구상에 있는 동물들의 수명은 성장 기간의 6배까지 살 수 있다고 한다. 사람의 경우 20세까지 성장한다고 볼 때 120세까지 수명이 늘어날 수 있다는 것이다. 그렇지만 문제는 건강하게 사는 것이다. 병마와 싸워가며 오랫동안 산다 한들 그게 무슨 의미가 있겠는가? 우리는 노화의 주범이라고 불리는 활성산소에서 그 해답을 찾을 수 있다.

활성산소는 노화의 주범이 되는 유해산소를 말하는데, 공기 또는 음식물 등에 포함되거나, 과격한 운동, 과식 그리고 호흡하는 것만으로도 우리 몸속에 유해한 산소가 발생하게 된다. 하지만 우리 몸에는 활성산소를 해독해 주는 항산화 물질이 일정량 분비되면서 세포의 수명을 연장시키는 역할을 해 주고 있다. 잘못된 식습관과 과도한 운동 그리고 스트레스 등은 노화를 촉진하는 직접적인 원인이 되는 것이다.

과도한 운동은 활성산소를 만들어 노화를 촉진하게 된다. 만병통치약이라고 불리는 운동도 주의해야 할 점이 있다. 운동을 통해 섭취한 산소는 헤모글로빈과 결합하여 영양분을 각 세포에 전달하고 에너지를 만드는 일을 한다. 과도한 운동이 다량의 활성산소를 발생시킨다고 알려지면서 전문가들은 올바른 운동법을 강조하고 있다. 즉, 운동은 주 3회 이상 하고 강도 높은 운동보다는 30~50분 정도의 가벼운 운동 그리고 수분을 충분히 섭취하고 운동 전후 과일과 채소, 항산화제를 섭취해야 유해산소를 제거할 수 있다.

젖산이라는 단어를 들어봤을 것이다. 무리한 운동과 신체활동으로 나오는 산소 화합물로, 이것이 근육에 쌓여서 피로 물질이 되는데, 이 젖산도 활성산소가 원인이다. 활성산소는 안타깝게도 우리가 숨만 쉬어도 나온다. 음식물을 섭취하면 기본적으로 활성산소가 생기는데, 과식을 하게 되면 과잉 칼로리를 보관하기 위해 더 많은 산소가 필요해지면서 활성산소 생성량도 많아지게 된다. 그래서 과식 후에 살을 빼다고 운동을 열심히 하면 활성산소가 더욱더 많이 생성되어 몸의 노화를 촉진한다. 소식하는 사람들이 장수하는 것도 바로 이러한 이유 때문이다.

활성산소를 발생시키는 또 다른 주범은 스트레스이다. 스트레스를 받을 때 우리 몸은 신경계가 예민해지고 호르몬 변화가 생기면서, 공격적으로 변한다. 또한 에너지가 필요하게 되고, 몸의 가동률이 높아지면서 활성산소가 다량으로 발생하게 된다. 음주와 흡연도 활성산소를 증가시킨다. 담배에 포함된 성분인 타르와 니코틴도 문제지만, 담배에는 활성산소의 일종인 과산화수소가 포함되어 있다. 담배 1개피 당 100조 개 정도의 활성산소가 발생한다.

1991년 존스홉킨스 대학 의학부는 인류가 앓고 있는 3만 6천 가지 질병의 모든 원인이 활성산소라고 발표한 바 있다.

"사람의 활성산소(reactive oxygen species, ROS)는 산소의 산화물로서 매우 큰 반응성으로 인하여 세포 내 단백질, 지질 뿐만 아니라 핵산과 결합하여 구조의 변화를 유발한다. 세포대사에 사용되는 전체 산소의 90-95%는 미토콘드리아에서 ATP를 만들어 내는 과정에 소모되며, 이 중 1-2%는 활성산소로 전환된다. 일반적으로 가장 처음 만들어지는 활성산소의 형태는 초과산화물(superoxide, O_2^-)이며, 이는 미토콘드리아의 전자전달계 중 산화적 인산화 과정의 복합체 I, III에서 대부분 생성된다. 또한 초과산화물은 세포질 또는 지질막에 존재하는 NADPH 산화효소, 잔틴 산화효소(xanthine oxidase)에 의해서도 생성된다. 이들은 미토콘드리아와 세포질에 각각 존재하는 망간-초과산화물 불균등화효소(manganese superoxide dismutase, Mn-SOD)와 구리/아연 초과산화물 불균등화효소(copper/zinc superoxide dismutase, Cu/Zn-SOD)에 의해 과산화수소(hydrogen peroxide, H_2O_2)로 전환되어 세포 바깥으로 배출되기도 한다. 최종적으로 과산화수소는 과산화수소분해효소(catalase)와 과산화효소(peroxidase)에 의해 물과 산소 분자로 분해되는데, 처리되지 못한 과산화수소의 일부는 전이 금속인 환원된 상태의 철을 이용하는 펜톤반응(Fenton's reaction)에 의해 활성산소 중 가장 반응성이 강한 히드록실 라디칼(hydroxylradical, OH-)로 전환되어 세포 내 소기관의 손상을 초래한다. 활성산소는 그 자체의 역할과 더불어 mitogen-associated kinase(MAPK) 뿐만 아니라 nuclear factor-κB (NF-κB) 활성화도 촉진한다. 이들은 산화 환원 상태에 따라 반응하고 인산화 되어 질병의 유발 원인이 되기도 한다.[4]

활성산소의 생성과 제거는 매우 유기적으로 조절되지만, 세포 내에서 수용할 수 있는 역치 한계를 넘어서게 되면 변형된 형태의 단백질을 축적하고, 지질 형태 변형 및 핵산 변형 등을 통해 세포의 사멸이나 이상증식

---

4 박지훈, 권기량, 「항산화물질의 임상 적용」 Hanyang Medical Reviews.

으로 이어져 종양으로 발전할 수 있다. 활성산소의 과잉생성은 대부분의 질병 또는 질환과 연관되어 있다고 알려져 있으며, 그 중에서도 특히 허혈/재관류에 의한 조직 손상과 심혈관 질환, 대사증후군, 암, 퇴행성 신경 질환 등과 관련성이 있다는 보고가 계속되고 있다.

생체나이를 낮추는 안티에이징(Anti-aging)은 소식과 균형 잡힌 영양 습관, 적절한 유산소 운동, 스트레스를 받지 않는 낙천적인 습관, 비타민과 채소를 많이 섭취하는 것만으로 유해산소를 줄이고 젊음을 되찾을 수 있다고 보고되고 있다. 그렇기에 항산화 요법이 필요하다. 항산화 물질은 각각 기능이 다르기 때문이며 효과적인 공급을 위해 다양한 방법을 사용할 수 있다. 대표적으로 음식에서 찾아볼 수 있다. 항산화 작용을 하는 음식과 물질은 굉장히 많다. 대표적으로 토마토, 시금치, 피망, 당근, 호박 블루베리, 수박 등 색이 진한 채소나 과일 등이 있다. 비타민A, 비타민C, 비타민E 등의 강력한 항산화제가 활성산소의 분해를 촉진시켜, 몸 밖으로 빠르게 배출되도록 도와주기 때문이다. 피부 미용은 물론 세포의 노화를 막아 주고, 성인병, 당뇨병, 콜레스테롤 수치 조절에도 효과적이다. 시중에도 항산화 영양제, 글루타치온 성분이 포함된 영양제 등 항산화요법을 위한 다양한 제품들이 판매되고 있다.

노화를 부르는
대표적인 요인들

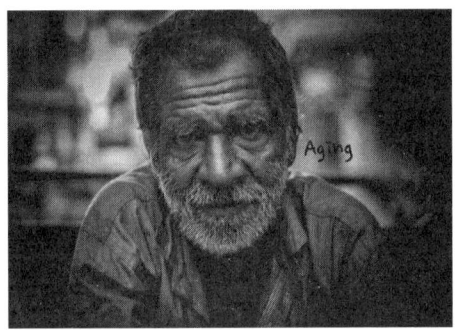

 노화(aging)가 무엇인지 모두가 잘 알고 있다고 생각하지만, 사실 과학자들도 서로 다르게 말하고 있기 때문에 정의하기가 매우 어렵다. 따라서 그 요인을 어디서부터 산정해야 하는지 그 의견도 분분하다. 굳이 알아야 할까 생각은 들지만, 그래도 과학자들이 말하는 노화에 대한 과학적 근거를 알아볼 필요는 있겠다.

 광의의 노화(aging)는 생물체가 수태된 순간부터 사망까지 배아, 성숙, 성년기의 모든 변화를 얘기하고, 통상 많이 사용되는 협의의 노화 (aging, senescence)는 성숙한 다음부터를 지칭하며 시간이 갈수록 주위 환경의 변화와는 관계없이 지속적으로 나빠져 사망 확률이 높아지는 과정을 말한다. 이 경우 생리적 기능의 감소와 질병에 대한 면역력 감소 등 환경적 스트레스에 대한 적응능력 감소 현상이 수반된다.

노화에 관여하는 인자는 유전, 생활 습관과 환경이라고 말할 수 있다. 수명은 탄생에서 사망까지의 기간을 말하는 것이고 최적의 생활 조건에서 노화 변화가 축적될 때 인간의 평균 수명은 약 85세로 예측되고 있으며 현재까지 공식적으로 확인된 인간의 최대 수명은 프랑스의 장 칼망이 기록한 122세 5개월로 알려져 있다.

노화를 설명하는 말 중에 정상 노화(normal aging) 혹은 일차 노화 (primary aging)는 시간에 따른 보편적인 변화를 말하며 여기에는 질병 및 환경적 영향은 포함되지 않는다. 예를 들면 어린이의 성장과정이나 여자의 자연 폐경, 질병을 앓지 않은 노인의 신기능 저하 변화와 같이 시간이 지남에 따른 변화를 말한다. 일반 노화(usual aging), 병적 노화 (pathological aging) 혹은 이차 노화(secondary aging)는 정상 노화 과정에 관련된 질환이 같이 있는 경우를 말하고 있다. 예를 들면 비만 노인에서의 관상동맥질환과 같이 모든 노인에서 발견되는 질환이 아니고, 노화를 더욱더 촉진하는 상황이 가해진 것으로 환경과 질병의 영향을 포함한 의미이다.

노화가 나타나는 모습은 개개인마다 다르고 장기에 따라서도 달라지기 때문에, 인간의 세는 나이를 대치할 수 있는 생물학적 나이 측정법과 생물학적 표지자를 발견한다면 노화 연구에 매우 큰 발전을 기대할 수 있을 것이다.

이상에서와 같이 노화의 정의가 확실치 않고 아직 정해진 분류법이 없다. 따라서 노화를 좀 더 잘 이해하기 위하여 진화론적 노화와 요인을 살펴보고자 한다.

진화론적 노화 이론을 쉽게 이해하기 위해서는 진화론적 배경을 먼저 이해하는 것이 필요하다. 진화론적으로 볼 때 최소한의 성공적 선택이 되기 위해서는 생식이 가능한 나이에 도달하여 출산하고 자손이 독립할 수 있을 때까지는 건강하게 살 능력이 있어야 한다. 즉 초기 적응을 최적화시킨 후에 노화는 나중에 나타나는 다양한 양상이라는 것이다. 신체의 유지와 수리에 관여하는 유전자가 초기 생존에는 유리하지만, 후기 생애에는 불리한 다향성 길항(pleiotropic antagonism) 유전자와 돌연변이 유전자가 영향을 미칠 것이라고 추측하였다.[5]

이러한 노화는 결국 우리의 생활 및 환경적 요인, 습관에서부터 비롯된다. 첫 번째 요인은 불규칙한 수면시간이다. 사람은 하루 약 8시간 정

---

5 권인순(인제대학원 대학교 내과), 「Focused Issue of This Month · 노화의 다양한 원인과 검증된 항노화 요법」 대한의사협회지

도의 숙면을 취하지 못하면 피부가 처지고 주름이 생기기 쉽다. 피부 속 콜라겐이 감소하게 되면서 노화가 발생하게 되기 때문이다. 자외선, 피부 건조, 스트레스도 그 원인이다. 이는 뇌의 건강과도 연결된다. 뇌의 노화 또한 20대를 넘기면서 시작되고, 본격적인 문제가 차례대로 나타나기 시작한다. 노화가 심해질수록 스트레스나 우울증, 불안증을 일으키게 되고 술이나 약물 중독이 될 가능성도 높아진다. 흡연이나 과음, 만성질환 등 여러 원인이 존재한다. 또한 여러 부위의 대표적인 노화에는 운동 부족이 있다. 꾸준한 운동은 뇌에 혈액순환을 좋게 하고 혈관건강을 개선하며, 반대로 운동부족은 만성질환을 유발하며 혈관건강에 나쁜 영향을 주고, 뇌의 노화를 자극하기 때문이다. 운동부족인 경우 노년기에 인지장애가 나타날 확률이 1.8배나 높아진다는 보고도 있다. 몸의 전반적인 건강에 큰 역할을 하는 것이다.

이와 같이 노화를 일으키는 다양한 요인을 살펴보았다. 연구의 범위는 방대하고 과학적으로 규명된 노화의 요인을 전부 다 이해할 수도 없다. 그런데 어느 정도 그 프로세스를 심도 있게 들여다보면, 노화가 개인이 처한 환경과 특징에 따라 양상이 다르며 속도도 빠르거나 혹은 느리게 나타난다는 것을 알 수 있다. 그러므로 우리는 노화의 속도를 조절하기 위해 노력해야 할 것이다.

우리가 아는 것보다 더 많은
노화와 질병의 원인과 올바른 예방법

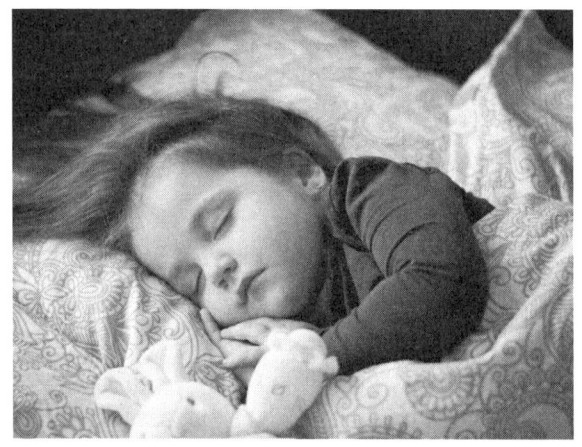

노화를 시각적으로 빠르게 알아차릴 수 있는 것이 바로 피부의 주름이다.

주름 외에도 피부가 건조하고 메마르며, 가렵기까지 하다면 노화가 진행되고 있다고 볼 수 있다. 물론 다른 질환의 이유로 피부 가려움증이 생길 수도 있다. 그렇지만 특별한 이유 없이 자주 몸이 가렵다면 유감스럽지만, 노화의 신호라고 할 수 있다. 노인이 되고 나이가 들수록 등 부위가 무척이나 가려워져서 항상 효자손이 필요하다. 우리 할머니들의 효자손은 어느 틈엔가 우리 부모님의 필수품이 되어 있고, 이건 조만간 우리들의 차례가 올 것이다. 이는 피하지방층이 감소하며 피부가 얇아지고 탄력이 줄어들어 쉽게 건조해지기 때문이다. 건조한 피부를 완화하고 피부 탄력을 지킬 수 있는 방법은 보습제로 온몸을 꼼꼼하게 관리하는 것이다.

그리고 외면적으로 볼 수 있는 노화의 또 하나의 안타까운 징조는 탈모이다. 머리를 감는 도중 머리카락이 많이 빠져나온다 싶다가 어느 순간 가르마가 넓어지는 경험을 하였다면 이것 역시 노화라고 보아야 한다. 20, 30대에서도 탈모를 걱정하는 인구가 늘어났다는 조사 결과는 우리의 얼리안티에이징에 대한 필요성을 더욱 실감하게 하는 내용이다. 이는 2차 성징이 예전보다 빠르게 시작된 데서 그 원인을 찾기도 하는데, 육류 위주의 식습관과 불규칙한 생활습관이 이를 가속화시킬 수도 있다. 그 외 느려진 걸음걸이도 외적인 노화로 볼 수 있다. 노화가 진행되면 하체 근육이 퇴화하면서 걸음걸이의 보폭이 짧아지고 속도도 느려지게 된다. 걸음걸이가 이렇게 변하고 있다면 노화가 이미 시작된 것이다.

눈은 노화의 진행을 알아차릴 수 있는 척도로 삼을 만큼 다른 신체부위보다 빠르게 노화하는 신체부위이다. 눈이 시리고 뻑뻑한 안구건조증부터 가까운 것이 잘 안 보이는 시력 저하까지 올 수 있는데, 이는 꼭 나이가 많이 들지 않았어도 스마트폰이나 컴퓨터를 장시간 보는 사람이라면 빠르게 눈이 노화하여 노안이 일찍 찾아올 수 있다.

또한, 계단을 오르거나 앉았다 일어날 때 나도 모르게 '아이고' 같은 신음을 내고 있다면 노화를 의심해야 한다. 노화의 증상 중 하나인 근육감소는 30세 이상부터 꾸준히 진행되어 40세부터는 매년 1%의 근육이 감소한다고 보면 된다. 더불어 근육의 감소는 성인병을 유발하기도 한다. 근육의 혈당 흡수 능력이 떨어지면 당뇨 발생의 위험이 증가하고, 기초대사량이 감소하면서 비만과 고혈압 및 심혈관 질환의 가능성도 높아진다.

누구나 나이가 들면서 노화가 시작된다. 하지만 상대적으로 더 노화가 심한 사람이 있는가 하면 꽤 나이보다 젊어 보이는 사람도 있다. 이렇게 노화의 시작을 알리는 증상의 시기는 개인별로 다르다. 그 차이는 여러 생활습관에서 기인하며 다음과 같다.

잘못된 수면 습관은 노화를 불러들인다. 적정 수면시간에 대해서는 다양한 이견이 있다. 일반적으로 성인의 경우 7~8시간의 수면을 취하는 것이 가장 이상적이라고 한다. 이는 사람마다 다를 수 있기에 자신에게 알맞은 수면시간을 찾아, 규칙적인 취침 시간을 확보해야 한다. 수면시간이 들쭉날쭉하거나 과도하게 부족하면 호르몬의 불균형이나 면역력 저하, 우울증, 체중증가 등의 부작용을 겪을 수 있다.

잘못된 식습관은 여러 의학 분야에서 강조하고 있는 부분이다. 그리고 노화에 있어서는 더욱 그러하다. 건강과 음식은 뗄 수 없는 관계이기 때문이다. 무엇을 먹느냐도 무척 중요하지만, 얼마만큼의 양을 얼마나 자주 먹느냐도 매우 중요하다. 다이어트를 위해 극도의 공복 상태를 유지하는 것은 좋지 않고, 가공식품이나 고칼로리 음식 위주로 먹는 등 나쁜 식습관이 오래 지속된다면 당연히 건강상에도 좋지 않으며 노화를 촉진시킨다.

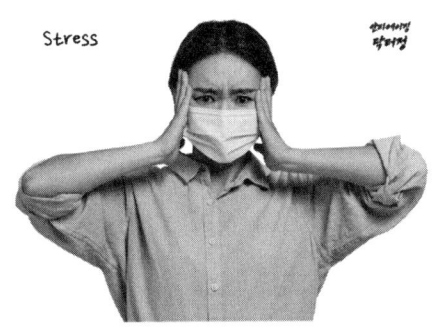

만병의 근원이라고 불리는 스트레스는 누구나 피할 수 없는 건강의 장애물이다. 스트레스 해소 여부는 개인의 노력 여하에 달렸고 개인마다 스트레스를 받는 기준과 이를 해소하는 수준이 다르므로, 자신에게 잘 맞는 스트레스 해소 방법과 스트레스를 피해 갈 수 있는 생활 패턴을 알아 가는 것이 중요하다고 할 수 있다.

음주와 흡연은 말할 것도 없이 우리 몸을 혹사시키는 요소이다. 혹자는 스트레스와 연관지어 나름의 해소법이 될 수도 있다고 하지만 아무리 스트레스와 연관성이 있다고 해도 과유불급을 잊으면 안 될 것이다. 특히 과도한 음주는 뇌 기능을 떨어뜨리고 세포 재생을 늦춘다. 흡연 또한 폐를 손상시킬 뿐만 아니라 노화를 부추긴다. 음주와 흡연은 암 사망률 중가, 고혈압, 당뇨 등의 대사질환 증가, 노안, 지적 능력 저하, 치매는 물론 뇌혈관이 좁아져 발생하는 뇌경색이나 높아진 혈압을 이기지 못해 뇌혈관이 터져서 발생하는 뇌출혈 등의 뇌혈관 질환, 퇴행성 질환 등의 원인이자 촉발제가 된다. 이러한 질환들로 인해 한쪽 팔과 다리가 마음대로 움직이지 않거나 말을 하고 싶은데 소리가 잘 나오지 않거나, 입 또는 혀가 돌아가는 등의 구음장애와 반신마비가 나타날 수도 있다. 후유증이 매우 심하기에 이러한 질환들이 발생하기 전에 미리 예방하는 것이 중요하다.

그렇다면 노화를 늦추는 예방법을 알아보자. 노화를 늦추기 위해서는 노화를 초래하는 나쁜 습관을 개선하는 것이 무엇보다 선행되어야 하겠다. 위에서 알아본 바와 반대로 생각하면 노화를 늦추는 방법을 알 수 있을 것이다.

먼저, 운동을 해야 한다. 노화가 진행되고 하체의 힘이 떨어지면서 낙상의 위험이 높아진다. 따라서 하지의 근력을 높이는 운동을 꾸준히 하면서 심폐 능력을 키우기 위한 유산소 운동이 병행되어야 한다. 한 발 서기 등의 균형감각을 유지하는 운동도 보행이나 운동능력 향상을 위해 꼭 필요하다고 하겠다. 그러나 나이에 비해 과도한 운동은 몸속 요산 수치와 활성산소 발생을 높이고 피로감을 유발할 수 있으므로 주의해야 한다.

다음으로 식습관 개선을 통해 단백질 보충을 하여야 한다. 나이가 들면서 자연히 감소하는 근력을 보충하기 위해서는 운동과 함께 적당한 열량과 단백질 섭취가 필수적이다. 신장질환이 있어서 단백질 대사가 어려운 사람이 아니라면, 끼니때마다 고기, 생선, 두부 등의 단백질 함량이 높은 음식을 섭취해 준다. 또한 섭취한 단백질과 칼슘의 대사를 위해 비타민 D도 함께 섭취하면 좋다. 특히 오메가-3의 섭취를 권하는데, 노화가 되면서 자연스럽게 감소하는 뇌 신경세포에 충분한 영양을 공급하기 위해서는 오메가-3 지방산, 특히 DHA 섭취가 많은 도움이 된다. 우리 몸은 오메가-3 지방산을 자체적으로 합성할 수 없기에 음식이나 보조제를 통해 섭취해야 한다. 주로 생선에 가장 많이 들어 있고, 시금치, 카놀라유, 달걀, 호두 등에도 많이 함유되어 있다.

누구나 피할 수 없는 스트레스를 얼마나 잘 관리하느냐에 따라 노화를 조절할 수 있다. 긴장을 풀고 명상을 통해 스트레스를 해소하는 사람이 있는가 하면 운동이나 취미생활 등 다양한 방법들을 선택할 수 있는 스펙트럼이 넓어지고 있는 사회현상은 그만큼 현대인들의 스트레스 지수가 높다는 것을 말해 주고 있다. 스트레스 상황이 닥쳤을 때 스스로 자유 시간을 가질 수 있는 규칙을 적용하거나 충분한 수면을 취하는 것이 스트레스를 해소할 수 있는 방법이다.

노화를 예방하기 위해 나쁜 생활습관을 고치고 항산화제를 복용해야 한다. 대표적인 항산화제로 비타민C가 있으며, 비타민C는 활성산소를 제거할 뿐만 아니라 멜라닌 색소의 침착을 막아 주어 피부를 맑게 해 준다. 비타민E는 천연 방부제로 불리는 만큼 세포의 산화를 막아주어 노화 예방 효과가 크다. 비타민을 음식으로 섭취하는 것도 중요하다. 다만, 음식으로 섭취할 때는 섭취량과 흡수율을 고려해야 한다. 대표적인 항산화 음식은 녹색 채소와 견과류, 블루베리, 라즈베리 등을 꼽을 수 있으며, 노화를 촉진하는 음식으로 가공육, 정제당 등을 들 수 있다. 알면서도 실천하기 힘든 노화를 예방하는 습관들은 처음 우리 몸에 찾아온 노화의 조짐을 흔히 놓치기 쉽기에 더욱 실행하기 어렵다. 노화의 조짐은 우리가 모르는 영역에서 벌써 진행되고 있을지 모른다. 이러한 노화의 신호를 우리가 잘 인지하여 처음부터 완벽하게 막기보다 하나씩 바꿔나가다 보면 우리가 그토록 듣고 싶어 하는 '동안'이라는 말을 들을 수 있는 날이 올 것이다.

◆

Part 3.

오늘부터 실천해야 할 안티에이징 시크릿

01. 노화는 질병일까?
02. 균형이 무너지며 시작되는 에이징
03. 음식, 비타민, 영양에서 찾는 항산화, 항노화
04. 연령별로 알맞은 안티에이징 방법
05. 개인 맞춤형 퍼스널 안티에이징 개념
06. 다이어트와 습관으로 만드는 안티에이징 컨설팅

노화는 질병일까?

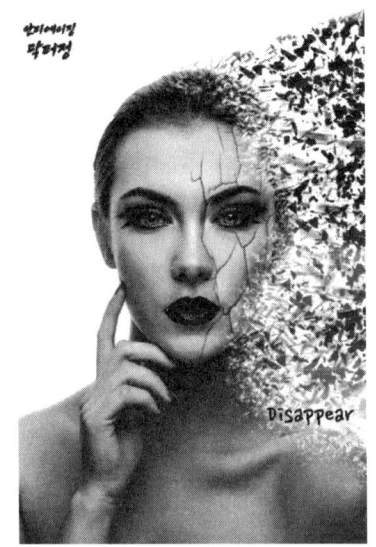

절세미인으로 소문난 시빌라에게 아폴론이 소원을 물었다. 그대가 원하는 것이라면 무엇이든 들어주겠다고 달콤한 말로 꾀었다. 시빌라는 양손 가득 모래알을 움켜쥐고 말했다. 이 손안의 모래알 수만큼 봄을 맞게해 달라고. 하지만 시빌라는 끝내 아폴론의 구애를 거절했고, 아폴론은 가장 잔인한 방법으로 시빌라의 소원을 이뤄 준다. 시빌라에게 모래알 수만큼의 수명을 허락했지만, 젊음이 그에게서 빠져나가는 속도는 늦춰 주지 않은 것이다. 시빌라는 점점 늙고 쇠약해졌지만 죽을 수조차 없었다. 결국 시빌라의 몸은 세월에 닳고 닳아 부서져 먼지가 되었지만, 그녀의 목소리만은 계속 남아 귀뚜라미가 되었다고 하는 그리스 로마 신화가 전해지고 있다.

생명보험 설계의 근간이 된 규칙

19세기 영국의 수학자 벤저민 곰퍼츠(1779~1865)는 인간집단의 특성을 연구하는 중에 흥미로운 법칙을 깨닫는다. 인간집단의 사망률은 출생 직후부터 유아기를 거치며 높아졌다가 10~20대 시절에 낮은 상태로 유지되고, 25살을 기준으로 하여 8년이 지날 때마다 약 2배씩 증가한다는 규칙을 찾았다. 이 발견은 훗날 영국의 수학자 윌리엄 매슈 메이컴의 이론이 더해져 '인간 수명에 대한 곰퍼츠-메이컴의 법칙'(Gompertz-Makeham Law of Mortality)으로 정리된다. 이 법칙은 인간 수명의 한계와 연령별 사망률을 추측하는 데 가장 적합한 지표로, 근대적 생명보험 설계의 근간이 되었다. 왜 나이에 따라 사망할 확률이 기하급수적으로 늘어나는 것인가? 그 답은 모두 알고 있다. 나이 들면 노화가 일어나고 노화된 모든 개체가 피해갈 수 없는 것이 죽음이다. 결국, 연령별 사망률의 증가는 노화로 인함이 가장 크다.

불의의 사고나 외부의 물리적 충격, 질병 혹은 스스로 생명을 끊는 경우를 제외하고, 노화는 인간에게 죽음을 가져오는 가장 큰 원인이다. 원인을 알았다면 해결할 수 있는 결과를 도출할 수 있겠다. 죽음의 원인이 노화라면, 이를 해결한다면 죽음도 훨씬 더 미래의 일로 미뤄질 것이다. 하지만 노화를 극복하는 일이 과연 가능한 것인가는 생각해 봐야 한다.

최근 《노화의 종말》(부키, 2020)이라는 책을 주제로 진행된 북토크에서 미국 하버드 의과대학의 노화와 수명 연장에 대한 연구를 하는 데이비드 싱클레어 교수가 "노화는 일종의 질병"이며 인류는 이번 세기 내에 이 질병을 효과적으로 치료하는 방법을 찾아낼 것이라는 주장을 했다. 솔깃한 이야기임에는 분명하다.

노화가 질병이라면, 우리가 암이나 당뇨병, 심장질환에 대해 지금껏 그래왔듯이, 원인을 밝히고 예방법을 찾고 치료법을 찾아내어 지금은 비록 죽음이 정복할 수 없는 난치병이지만 가까운 미래의 어느 날에는 고칠 수 있는 질병이 되고, 더욱더 시간이 지나면 치료가 가능한 병이 될 수도 있다. 싱클레어 교수는 노화가 질병인 이유가 바로 노화 과정 자체가 일종의 정보 소실로 일어나는 결과이므로 교정하는 것이 가능하기 때문이라고 주장한다.

'네가 뭘 좋아할지 몰라 모두 다 준비했어.'

우리 몸은 하나의 수정란에서 시작해 200여 종류의 서로 다른 세포

37조 개가 모여서 이루어진 개체이다. 모든 세포는 처음 수정란이 가지고 있던 유전정보의 복사본을 가지고 있지만, 저마다 자신의 역할과 생존에 필요한 유전자 세트만을 활성화하고 나머지는 스위치를 꺼 둔 채 살아간다. 쉽게 말하면 누구나 독립할 때 2만여 개의 짐 상자를 가지고 나오지만, 집이 좁아서 모든 짐을 다 풀어 놓을 수 없는 상태이고 애초에 모든 것이 다 필요하지도 않다. '네가 무엇을 좋아할지 몰라 모두 다 준비했어.' 수준이다. 다행히 수많은 세포에 주어진 상자 2만여 개에는 각각 번호가 매겨 있고, 자신에게 필요한 물품이 어디에 들었는지 알려 주는 설명서도 존재한다. 그 리스트를 보고 세포는 자신에게 필요한 조합의 상자만 열어서 그 안의 물품으로 살아간다. 나머지 상자들은 잘 포장해 차곡차곡 쌓아 두고, 비록 꺼내어 쓰는 것은 몇 개의 상자 속 물건뿐일지라도, 나머지 상자들도 다 가지고 있기에 분화가 완벽히 끝난 성체의 세포를 통해서도 체세포 복제나 역분화 줄기세포 생성이 가능해진다.

세포 마을 주민들이 처음에 꺼냈던 유전자 상자만을 사용하고 그것이 변치 않는다면 세포 상자의 포장은 그대로 유지되지만 살다 보면 집이 망가져서 수리해야 한다든가, 계절이 바뀌어 다른 옷으로 갈아입어야 하는 일이 생긴다. 그래서 저장해 둔 상자 중 일부를 찾아 열었다가 필요 없어지면 다시 포장해 두는 일을 반복해야 한다.

예를 들어 처음 집을 꾸밀 때는 망치가 필요 없어서 상자에 넣어 보관해 두었더라도, 살다 보면 망치가 필요한 순간이 오는 법이다. 이때 망치를 꺼내어 쓴 뒤 다시 잘 보관하면 별문제가 없겠지만, 망치질하고 난 뒤 갑자기 급한 전화가 와서 상자에 넣는 것을 잊을 수도 있다. 그러다 망치를 밟고 넘어져 크게 다칠 수도 있다. 어쩌면 망치가 필요한데 어디에다 두었는지 기억이 안 나, 이 상자 저 상자를 열어보다가 상자 더미가 우르르 쏟아질 수도 있다. 이런 일이 반복되면 집은 점점 혼돈의 장이 될 수밖에 없다.

싱클레어 교수는 바로 이 과정을 노화의 원인으로 지목했다. 언제나 집을 깔끔하고 편안하게 유지하려면, 필요한 순간에만 물건을 꺼내어 쓴 뒤 바로바로 되돌려 놓고, 상자를 뒤섞지 않고 잘 정리하며, 뚜껑이 제멋대로 열려 물건이 쏟아지지 않도록 테이프를 붙여 잘 밀봉해 둬야 한다. 싱클레어 교수는 세포 내에서 일어나는 이런 조절 작용을 충분히 인간이 개입해 원활하게 만들 수 있다고 믿는다.

스위치를 켜고 끄는 시르투인 등의 '장수 유전자'

그가 주목한 것은 '장수 유전자'라고 부르는 유전자들의 집단이다. 현재까지 장수 유전자는 약 22개가 알려졌는데, 그중 하나인 시르투인(Sirtuin) 유전자를 예로 들어보자면, 시르투인 유전자는 손상된 DNA를 수선하는 기능을 한다. 즉, 잘못 열린 유전자의 뚜껑을 닫아 단단히 테이프로 밀봉하는 역할이다. 이때 유전자 상자가 열리지 않도록 밀봉하는 테이프의 역할을 하는 것이 메틸기이다. 시르투인 유전자는 메틸기를 적당히 이용해 필요하고, 필요하지 않은 유전자의 스위치를 정확히 켜고 끄는 일을 한다.

동물실험 결과 시르투인 유전자의 활성을 높인 생쥐는, DNA 수선이 더 잘돼 세포가 잘 죽지 않는다, 암과 당뇨병 같은 내인성 질환에 걸리는 비율도 낮고, 기억력과 운동 지구력도 좋아지는 동시에 많이 먹어도 살이 찌지 않을 정도로 늘 건강한 몸을 유지한다. 시르투인 유전자 외에 mTOR, AMPK 등 몇몇 유전자 역시 비슷한 작용을 한다.

이 관점에서 본다면 노화는 자연스러운 현상이 아니라, 정확히 어떤 상자를 여닫고 정리해야 하는지에 대한 정보 소실의 결과이므로, 이를 바로잡는다면 노화는 지연될 것이다. 물론 유전자는 개인마다 조금씩 차이가 있기에 이 방식이 효율적으로 적용되기 위해서는 유전학 연구가 바탕이 돼야 하겠지만, 적절한 방식으로 조율된다면 인간의 한계수명이 지금의 80살 전후가 아니라 130살까지 늘어나리라고 주장한다. 더욱 좋은 건, 단지 수명이 늘어날 뿐 아니라 노화 속도 자체를 늦춰 주기 때문에 더 오랫동안 건강하게 살 수 있다는 주장이다.

매우 흥미진진하고 과학적으로도 그럴듯한 얘기지만, 싱클레어 교수의 장밋빛 주장에서 그럴싸하게 여겨지는 건 딱 여기까지라는 개인적인 생각이다.

책의 3분의 1 정도 되는 지점으로, 이후 이야기는 지나치게 나아간 감이 있어 선뜻 동조하기 어렵다. 사실 이 책의 내용에서 가장 흥미로웠던 것은 다수의 장수 유전자를 활성화하는 요인이었다. 장수 유전자는 대부분 생명을 위협할 정도는 아닌, 약한 수준의 스트레스성 자극으로 활성화된다. 소식과 운동과 절제가 동서고금을 막론하고 장수의 비결로 꼽히는 건, 약간의 칼로리 제한, 견딜 수 있을 만큼의 근육 부하, 지나친 탐욕의 억제가 몸과 마음에 해롭지 않을 정도로 약간의 스트레스를 주기 때문이다. 이렇듯 장수 유전자는 약한 스트레스에 의해 자극된다. 결국 노화를 막고, 관리하는 일은 매우 중요하다. "부분은 전체를 반영한다"라는 말이 어쩜 이렇게 잘 들어맞는지, 세포나 인간이나 마찬가지이다. 하루하루 그날이 그날같이 무료하게 반복되는 생활은 삶의 의미를 사라지게 한다. 귀찮아도 일부러 몸을 움직여 운동하고, 시간을 내어 무엇을 배우고, 낯섦을 무릅쓰고 새롭게 도전하는 일이 삶에 의미를 주는 것처럼 말이다. 한 해가 가고 나이 한 살 더 먹는 것에 한숨짓지 말고, 그 시간에 뭐든 하라고 외치는 것 같다. 일이든 공부든 취미든 자신에 대한 통찰이든 말이다. 적어도 그것이 우리의 몸과 마음을 덜 늙게 하리라는 것만은 확실해 보인다.[6]

---

6   데이비드 A. 싱클레어, 매슈 D. 러플랜트, 《노화의 종말》, 부키, 2020.07.

균형이 무너지며
시작되는 에이징

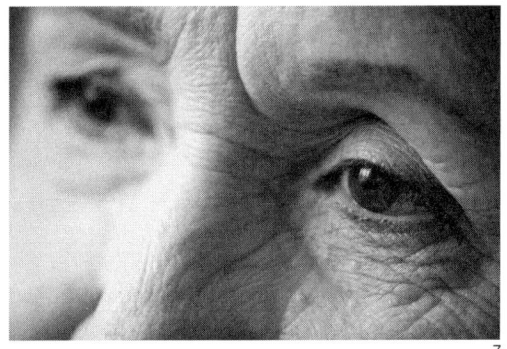

7

윤활유는 기계가 맞닿은 부분에서 열이 나는 것을 방지하고 마찰을 덜어 준다. 호르몬과 신경계가 바로 그러한 일을 한다. 우선 신경계 조절의 균형이 깨졌을 때 일어나는 현상에 대해서 알아보고자 한다. 우리 몸이 자연스럽게 활동할 수 있는 것, 호흡이나 체온, 혈압 등 중요한 신체 기능이 자동으로 유지되는 건 자율신경계 덕분이다. 자율신경계에는 서로 대

---

7 https://img.freepik.com/free-photo/extreme-close-up-of-sad-elderly-woman_1098-13009.jpg?w=826&t=st=1666134720~exp=1666135320~hmac=455cf2d5f6c998a72141b0d87a8ad9cd8c3a78dbdc6b4514c81f8398324d444c

비되는 기능을 하는 두 가지가 있다. 바로 교감 신경과 부교감 신경이다. 교감 신경은 앞서 말했듯 신체의 윤활유와 같은 역할을 해서 기능을 촉진하고, 부교감 신경은 브레이크 기능을 하여 신체 활동을 억제한다. 한 마디로 심장 박동을 촉진하는 일을 교감 신경이 한다면, 부교감 신경은 심장 박동을 억제하면서 균형을 맞추는 것이다. 자율신경계가 관장하는 주요 기능에는 호흡 유지, 땀 분비, 체온 조절, 수면의 질 향상, 위장 등의 소화기 운동, 혈압 조절 등이 있다. 이러한 기능들은 우리 몸의 움직임과 건강의 균형을 유지하는 데에 근본이 되기에 이상이 발생하면 문제가 된다. 신체 기능 조절에 문제가 발생한다는 건 일상생활에 매우 직접적인 영향을 미치는 것이기 때문이다.

호르몬은 영어로 hormone이며 '불러 깨우다, 자극하다.'라는 뜻을 지닌 그리스어 'hormao[호르마오]'가 어원이다. 호르몬은 내분비선에서 생성되어 분비되는 몸의 특수 화학 메신저로 굶주림과 같은 단순한 기본적인 필요에서 생식, 노화 등과 같은 복잡한 순리에 이르기까지 항상성을 유지하며 감정과 기분까지도 조절한다.

나이가 들어도 대부분의 호르몬은 안정 시에 제대로 분비되어 작용한다. 그러나 스트레스나 자극이 오면 그에 대한 반응이 미약해진다. 물론 안정 시에도 분비가 약해지고 작용도 둔해지는 호르몬도 있다.

예를 들어 여성에서 폐경이 오면 여성호르몬 분비가 갑자기 줄어든다. 그렇다면, 이렇게 줄어들거나 소실된 호르몬을 보충하여 채우면 늙음을 늦추거나 막을 수 있을까? 이 물음에 대해 두 가지 점을 고려해야 한다. 하나는 나이에 따라 줄어들 것은 줄어들어야 한다는 것이다. 예를 들자면, 신체의 성장이 이미 끝난 상태에서 성장호르몬을 투여하는 것이 자연스러운 일인가라는 점이다. 둘째, 몸의 다른 부분들은 모두 늙었는데 특정 부위에 작용하는 호르몬을 준다고 의미 있는가 하는 점이다. 이는 마치 다 낡은 양복의 단추만을 갈아 단다고 새 양복이 되지 않는 것과 같다. 이러한 시점(視點)을 또렷이 하며 현재 노화와 관련하여 언급되고 있는 몇 가지 호르몬을 알아본다.

성장호르몬 주사는 근육의 질을 좋게 하고 피부를 젊게 하는 효과가 보고되었으나 혈압을 올리고, 암과 갑상선 기능 이상, 당뇨합병증의 발병 위험 등 부작용이 만만치 않다. 디하이드로에피안드로스테론(영어 약자 DHEA)은 부신, 생식선, 뇌 등에서 분비되는 스테로이드 호르몬이다. 한때 '청춘의 샘물'이라 불릴 정도로 주목을 끌었던 적이 있다. 그러나 다모(多毛)증, 전립선 비대와 암의 위험성이 있어 곧 시들해졌다. 멜라토닌은 저체온증, 졸음, 우울증, 주의력 산만 등을 일으켜 현재는 시차 극복에만 쓰인다.

노화와 호르몬을 이야기하면서 빼놓을 수 없는 게 근감소증이다. 노인 열 명 중 두세 명은 근감소증을 겪는다. 근감소증은 근육량과 근육의 힘이 감소하는 것으로 낙상, 골절, 신체장애 및 사망 등의 딱한 결과가 생길 가능성이 두드러지게 증가하는, 진행성 전신증상이다. 운동과 영양으로 근감소증을 예방하고 관리해야 한다. 운동은 저항성 운동이나 근력운동이 권장된다. 경험자의 지도에 따른 저항성 운동의 적절한 강도 및 빈도 조절은 부상 위험을 최소화하면서 가장 큰 운동 효과를 가져다준다. 꾸준히 걷는 것만으로도 큰 도움이 된다. 운동과 함께 강조되는 영양 관리의 핵심은 단백질 섭취 등의 조절이다. 아직 단백질을 어떻게 얼마나 섭취해야 하는지에 대한 논의는 진행 중이다. 지금 시점에선 골고루 먹는 게 가장 실제적 방안이다. 이러한 생활 습관에 더하여 근감소증을 개선시킬 호르몬을 포함한 여러 약물에 관한 연구가 진행 중이다.

이처럼 노화와 관련한 호르몬 보충 요법은 상당 부분이 모호한 상태로 연구가 진행되고 있다. 따라서 내분비내과 전문의 또는 노인의학 전문의의 경험과 지식이 필요하다. 예를 들면 성호르몬의 경우 폐경기 증상이나 골다공증에 대하여 여성 호르몬을 투여하거나, 남성 호르몬이 확실히 부족하여 관련 증상이나 소견이 나타날 때만 보충한다. 노화를 방지한다고 멋대로 호르몬 제제를 사용하는 것은 안쓰러운 일이 아닐 수 없다. 그렇다, 호르몬은 분명 노화의 윤활유다. 윤활이 안 되면 뻑뻑하고 소란하다. 그러나 덜 확인된 내용을 마치 비법인 양 권하고 덥석 따르는 일은 바람직하지 않다. 혹시 한두 종류의 호르몬이 노화의 한 부분에서 속도를 늦출 가능성이 있을지는 모른다. 그러나 현실적 입장에서 노화학자인 호주의 할러데이(Robin Holliday)의 식견을 보태어 본다.

"노화를 방지한다는 건 수명 연장을 위해 사람의 몸을 변화, 개조시키는 것이다. 그렇게 하기 위해서는 노화를 거꾸로 되돌려 놓거나, 노화를 피해 멀리 돌아가거나, 노화를 뛰어넘어야 한다. 여기에는 수많은 노화와 연관된 질병들도 극복하거나 피해 가야 하는 과제도 함께 있다. 관련 연구에 몰입한 지지자 혹은 주창자들은 성공할 것이라고 주장한다. 그러나 노화는 대단히 오랜 시간에 걸친 인류의 생명과 삶의 과정이며 결과다. 사람의 유한한 수명은 우리가 알고 있다고 믿는, 어쩌면 지극히 미미할지 모르고 오류의 집합일지도 모를 해부학적 생리학적 지식과 직접적으로 관련이 있다. 현재의 노화 방지를 위한 노력은 유한한 수명을 지닌 생명체의 해부학적 생리학적 지식을 바탕으로 꿈꾸고 있을 뿐이다. 왜냐하면 진정한 노화 방지는 수백만 년에 걸쳐 왔고 또한 인간 생로병사의 진행을 뒤집어야 가능하기 때문이다."[8]

---

8   유형준, "노화와 호르몬", 의사신문, 2019.06.24.,
http://www.doctorstimes.com/news/articleView.html?idxno=208485

음식, 비타민, 영양에서 찾는
항산화, 항노화

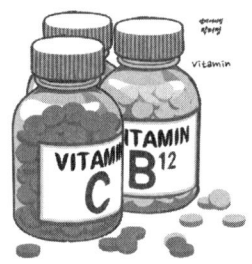

활성산소는 정상 세포를 공격하고 지질과산화(불포화지방산이 산소를 흡수하여 산화되어 생기는 피부에 유해한 물질) 반응을 촉진하여 각종 성인병(암, 치매, 동맥경화 등)을 유발하며 노화를 촉진한다. 우리가 음식에서 섭취하는 비타민 C, E 등 항산화제는 이런 유해 활성산소와 결합하여 활성산소를 제거하는 기능을 가지고 있다.

또 카탈레이즈(catalase), 슈퍼옥사이드 디스뮤테이즈(superoxide dismutase), 글루타치온 퍼옥시데이즈(glutathione peroxidase)

등의 효소도 유해 산소를 제거하는 작용이 있다고 알려져 있는데, 제거되지 못하고 남아있는 일부 유해산소가 결국 세포의 노화를 가져온다고 한다. 항산화 작용을 하는 음식과 텔로미어 길이 사이의 연관성이 입증된 바 있기 때문이다. 텔로미어는 DNA 말단 영역으로 노화가 진행될수록 길이가 짧아지고 세포 재생 능력을 떨어뜨린다.

활성산소가 늘면서 세포 손상 역시 심해진다. 따라서 활성산소를 제거하고 텔로미어의 길이에도 긍정적인 영향을 미치는 음식과 영양소를 살펴보면, 브로콜리, 아몬드, 시금치, 연어, 토마토, 녹차, 블루베리 등이 있고 이를 구성하는 성분으로 오메가-3 지방산, 마그네슘, 비타민 A, C, D, E, 레스베라트롤, 코큐텐 등이 있다.

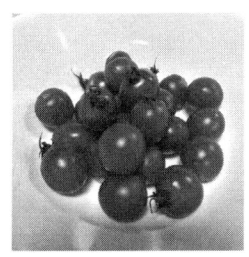 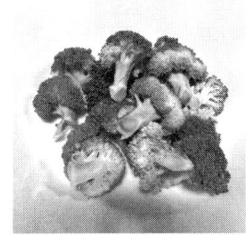 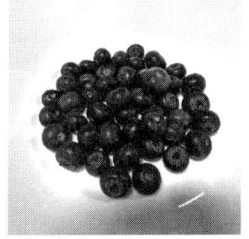

브로콜리는 비타민 C가 많기로 유명하다. 브로콜리 100g이 비타민 C 하루 권장량이라고 할 수 있다. 위암, 자궁암, 대장암 등 각종 암을 막는 효과가 있다. 뿐만 아니라 두뇌 발달에 도움이 되며 면역력 향상에 효과적이다.

아몬드에는 대표적인 항산화 물질인 비타민 E와 셀레늄이 많다. 체내에 생성된 과산화수소를 분해하고 세포의 손상을 억제하는 기능이 있다. 뇌세포 속 노폐물을 제거해 치매 예방에도 효과적이며 배변 활동에도 좋고, 지방 흡수를 방해해 다이어트에도 효과적이다.

연어에는 오메가-3 지방산이 풍부하게 들어 있어 동맥 경화나 뇌졸중, 고혈압 등의 혈관 질환이나 심장 질환에도 도움이 되고 토마토의 경우에는 강력한 항산화 물질인 '라이코펜' 성분이 풍부하게 들어 있어 혈관 내 콜레스테롤이 쌓이는 것을 막아주고 혈류를 개선하는 등 심혈관 질환을 예방해 준다. 활성산소를 억제하여 노화를 방지하고 암을 예방하는 효과까지 있다.

녹차에는 '카테킨'이라는 성분이 풍부한데, 이 성분은 항산화 효과를 가지고 있어 체내 활성산소를 제거하는 데 도움을 주며 면역력 향상에도 도움이 된다. 체내 콜레스테롤이 축적되는 것을 막아 주어 다이어트에도 효과적이며 혈압을 낮추고 체내 노폐물 배출, 암 예방, 집중력 향상 등에 긍정적인 영향을 미친다.

마지막으로 블루베리 역시 노화 방지의 대표적인 식품이며 '안토시아닌'이라는 성분이 풍부하게 들어 있어, 질병이나 노화의 원인이 되는 활성산소를 중화하는 역할을 한다. 뇌졸중과 심장병을 방지하고 시력 보호 효과까지 갖추고 있다. 또한 비타민 C, E 등의 천연 항산화 성분들이 많이 들어 있어 면역력을 증진하고 콜레스테롤을 감소하는 효과도 있으며 칼륨도 풍부하여 체내 나트륨 수치를 조절해 주는 역할까지 한다.

이어서 위 음식들에 포함된 영양소에 대해 자세히 알아보자.

오메가-3 지방산은 심혈관계 질환의 위험률을 낮추고, 염증 수치를 떨어뜨려 관절 통증을 예방하고 피부 건강을 지켜 준다. 연구에 따르면 과체중인 사람이 오메가-3 지방산을 섭취하면 텔로미어의 길이를 보존하는 데 도움이 된다. 오메가-3 지방산이 풍부한 등 푸른 생선을 주 2회 섭취하거나 견과류, 식물성 기름 등을 즐겨 먹으면 이런 효과를 기대할 수 있다.

카레의 노란색 성분인 강황은 항암성분을 함유한 향신료이다. 연구에 따르면 강황에 든 커큐민은 나이가 들면서 발생하기 쉬운 다양한 만성 질환의 원인인 염증의 발현을 막는다. 커큐민은 강력한 항산화 효능을 가진 폴리페놀로, 해로운 활성산소를 없앤다. 이를 통해 면역 기능 저하와 다른 질병과 연관된 산화 스트레스로부터 우리 몸을 보호한다.

마그네슘이라는 미네랄 성분은 생명을 유지하는 데 필요한 다양한 신체 대사에 관여한다. 근육 안정, 신경계 안정, 숙면 유도는 물론 심장 박동 수와 혈압 조절, 단백질 합성, 뼈 형성, 혈당 조절 등에서도 중요한 역할을 맡고 있다. 마그네슘은 활성산소와 염증 수치를 낮추고 DNA 재생에 효과를 발휘해 텔로미어가 짧아지는 것을 지연시킨다. 짙은 잎 색깔의 채소, 견과류, 씨앗, 콩, 생선, 통곡물 등을 통해 하루에 400㎎ 정도의 마그네슘을 섭취하면 된다.

레드 와인에 든 항노화 성분인 레스베라트롤도 노화 방지에 긍정적인 영향을 미친다. 혈관을 보호하고 심장질환을 예방하며 손상된 세포의 회복을 돕는다. 생선, 통곡물, 식물성 기름, 육류 간 등에 들어 있는 코큐텐은 아데노신 3인산을 형성해 세포의 에너지 대사를 돕고, 심혈관 건강 및 노화를 방지하는 효과가 있다.

활성산소가 늘어나 체내 산화 균형이 깨지는 걸 '산화 스트레스'라고 한다. 비타민A, C, D, E는 항산화 성분이 들어 있어 산화 스트레스를 완화시키고 피부, 체내 기관, 조직 등의 건강을 향상시킨다. 비타민A는 불안정한 산소 분자를 찾아다니며 무력화시키고, 면역력을 높인다. 소고기, 닭고기, 달걀, 살구, 오렌지, 당근, 토마토 등이 이 영양소의 주요 공급원이다. 감귤류 과일에 들어 있는 비타민C는 콜라겐 형성을 돕고, 비타민D는 텔로미어의 길이를 유지하도록 해 노화를 지연시킨다. 연구에 따르면 비타민D 수치가 높은 사람일수록 텔로미어 길이가 긴 것으로 나타났다.

비타민 중에서도 항산화제의 대명사인 비타민C와 E에 대해 알아보자. 우리 몸의 세포막을 유지하고 노화를 막으며 인체에 유해한 활성산소를 무력화하는 항산화제 비타민 C, E는 유해환경에 노출되고 스트레스가 많은 현대인에게 더욱 필요한 영양소이다.

이러한 항산화 작용을 하는 비타민은 활성산소를 제거하고 각종 질병을 예방한다. 활성산소는 몸속의 건강한 세포를 공격하고 손상시키며 이에 따라 심장병이나 암을 유발할 수도 있다. 연구 결과에 의하면 비타민이 면역력을 개선하여 각종 질병을 예방한다고 한다.

이 비타민을 섭취하면 내분비와 신경계의 균형에 도움을 준다. 호르몬 불균형의 증상에는 월경 전 증후군, 체중 증가, 알러지, 피부 상태 변화, 피로 등이 있다.

비타민E는 강력한 항산화제로 피부와 모발의 손상을 줄인다. 또한, 혈액순환을 돕고 피부의 모세혈관을 튼튼하게 유지하며 피부 탄력과 주름 개선에 효과적이며, 피부재생 효과가 우수하다. 비타민 E는 많은 보습제의 주요 성분으로 건조하고 가려운 피부를 치료하는 데 사용될 수 있다. 그리고 피부 노화나 피부암을 예방하고 피부세포의 회복을 돕기도 한다.

연령별로 알맞은
안티에이징 방법

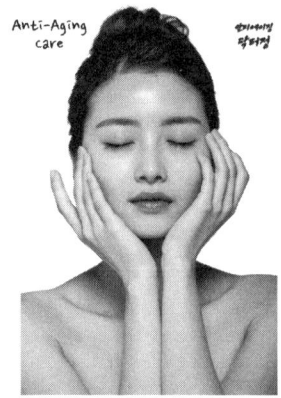

　사람들은 나이를 불문하고 더 젊고 건강한 삶에 대한 관심이 높고 결혼 유무나 수입에 상관없이 피부에 투자한다. 오히려 젊은 세대인 30대 이하가 40, 50대에 비하여 본인의 피부 건강상태가 나쁘다는 인식을 가지고 있다. 이는 건강한 피부의 기준 차이에서 올 수 있는 결과로, 피부에 대한 기대치가 높은 것으로 해석된다. 피부에 대한 고민 중 주목할 만한 것은 과거 노화 증상의 가장 큰 고민이 '주름'이었다면, 현재 '피부처짐(탄력)'으로 변했다는 것이다. 그만큼 전체 탄력도나 얼굴선이 나이 들어 보이는 것에 영향을 끼친다는 인식의 변화라 생각한다. 이런 현상들로 아직 노화 단계가 많이 진행되지 않았어도 예방과 본격적인 관리가 필요하다고 인식함과 동시에 피부노화에 대한 두려움도 높은 것으로 나타났다.

항노화 관리 부분에서도 살펴보았듯이, 많은 사람들은 기본적으로 세안이나 클렌징, 필링에 특별히 신경을 쓰고 있고 피부 노화 방지 화장품을 무려 97.3%나 사용한다. 물론 사용하는 화장품의 종류는 고민 부분에 따라 주름개선 제품, 수분 제품, 안티에이징 제품, 미백 제품, 자외선차단제 순으로 나타났지만 거의 대다수가 사용한다는 점이 항노화에 대한 관심이 높아졌다는 사실이기도 하다.

한편, 피부노화 증상 중 '피부처짐(탄력)'이 가장 고민임에도 탄력이나 리프팅 제품 사용이 낮은 것으로 볼 때, 아직까지도 많은 화장품이 고객들 니즈에 부합하지 못 하고 있다는 것으로 해석된다.

전문적인 관리 형태는 연령대에 따라 차이를 보였다. 30대 이하는 '자가관리(홈케어)와 전문피부 관리실 병행' 비중이 높았고, 40대와 50대 이상은 '자가관리(홈케어)' 비중이 매우 높았다. 피부관리실에서 관리 받는 부분은 얼굴, 전신, 복부, 발, 손 순으로 얼굴 관리 비중이 공통적으로 높았고 오히려, 30대 이하가 관리실을 이용하여 적극적인 피부 관리를 한다는 결과가 흥미로웠다.

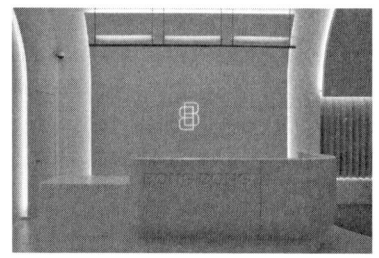 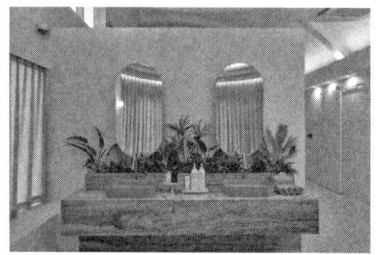

　항노화 관리 방법 중 하나로 미용(쁘띠)성형을 들 수 있는데, 레이저시술, 보톡스, 필러, 눈, 코 성형, 주름 제거 등 다양한 종류의 시술과 수술이 있다. 물론 연령이 증가함에 따라 재생 효과나 시술 및 관리의 효과가 유지되는 기간이 줄어들기에 나이가 증가함에 따라 그 주기의 공백도 줄어들어야 하는 것이 사실이긴 하다. 50-60대 정도가 되면 안티에이징을 위해 수술적 방법도 고려해야 하지만, 그 전까지는 회복이 빠른 시술을 선호하는 사람들이 많다. 또한 어린 나이부터 꾸준한 관리를 해 온 사람들의 경우에는 수술적 방법이 필요한 시점이 더 늦춰지거나 없을 수도 있다.

　무엇보다 가장 효과적인 항노화 관리 방법에 대한 설문에서 전체적으로 '전문 피부 관리'가 높게 나타난 것으로 미루어 볼 때, 연령별로 고객 니즈를 제대로 파악하고, 적합한 치료가 시급하다.

　한 연구 결과에 따르면 항노화 관리를 위한 건강식품 섭취도 10.4%만 '먹지 않는다.'라고 답변하였고 나머지는 기본적으로 1~2가지씩은 섭취하는 걸로 나타났다. 건강식품의 종류는 비타민, 콜라겐, 홍삼, 오메가-3, 글루타치온 등 다양하게 섭취한다는 답변이었다.

이러한 연구 내용으로 볼 때, 예전에는 외모 관리가 경제적인 여유가 있는 사람들이 하는 일종의 사치라고 인식되었다면, 현대에서 여성들의 건강과 미용은 가장 큰 관심분야이자 중요한 부분이며, 지출이 많은 영역이기도 하다. 피부 노화 예방 및 개선을 위해 제품, 시술, 수술 등 여러 가지 방법을 선택하고 있다. 이와 더불어 시대적 변화는 레이저와를 포함한 여러 장비와 다양한 약품, 기능성 화장품을 이용해 노화 방지를 위한 미용 치료 전문 클리닉이라는 새롭게 특화된 병원 진료 형태를 형성하였으며, 전문적인 피부 미용치료와 피부관리가 호응받고 있다.[9]

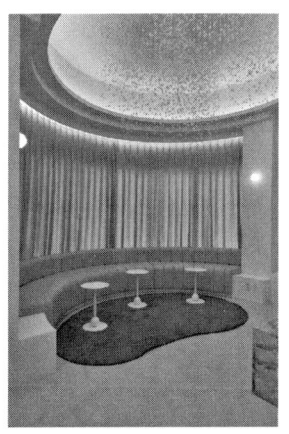 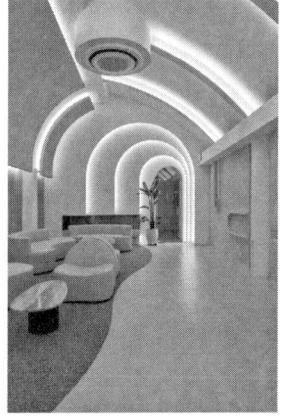

---

9 최현주, 「미용치료 전문 클리닉에 대한 이용자들의 인식유형 연구」, 연세대학교 언론홍보대학원 석사학위논문, 2004.

개인 맞춤형
퍼스널 안티에이징 개념

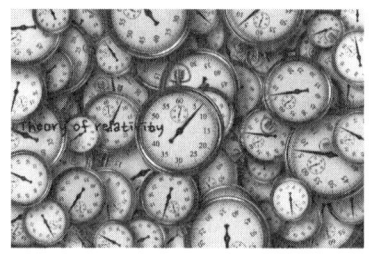

 살아가는 우리 각자의 시간이 다르다면, 동시(同時)라는 개념도 상대적인 게 된다. 예를 들어, 내가 볼 때는 A와 B라는 상황이 동시에 발생하는 것으로 보일지라도, 다른 이가 볼 때는 A와 B가 동시에 나타나는 게 아닐 수도 있다. 왜냐하면 나의 시간과 타인의 시간이 다르며, A의 시간과 B의 시간도 다르기 때문이다.

 쌍둥이 자매 중 한 명이 광속의 절반에 해당하는 속도로 움직이는 우주선을 타고 10년 동안 우주여행을 한 후 지구로 돌아왔다고 가정하자. 누가 더 나이가 들었을까? 아인슈타인의 사고 실험에 따르면 운동속도가 빠를수록 시간이 느리게 흐르므로 우주선을 타고 여행 다닌 쪽의 시간이 느리게 흘렀을 것이고, 따라서 지구에 남은 자매가 더 나이가 들었을 것이다.

하지만, 갈릴레이의 상대성 원리를 떠올려 보면, 정지한 내가 시속 100km로 이동하는 상대를 보나, 시속 100km로 움직이는 내가 정지한 상대를 보나 아무런 차이가 없어 보인다. 그렇다면, 지구에 남은 자매의 입장에서는 우주선이 가만히 있고 상대적으로 자신이 운동했다고 여겨도 그만이다. 그렇게 생각하면 지구에 남은 쪽 자매의 시간이 느리게 흘러갔다고 봐야 한다. 그러므로 우주선을 타고 돌아온 자매가 더 나이 들어야 하는 게 맞다. 이 유명한 딜레마를 일컬어 '쌍둥이 패러독스'라 부른다. 얼핏 모순인 것처럼 보이는 이 상황은 사실 간단하게 해결된다.

둘 중 누가 진짜 운동을 한 것인가? 당연히 우주선을 탄 자매 쪽이다. 왜냐하면 속도를 내기 위해 힘을 받은 쪽은 우주선이기 때문이다. 따라서 우주선을 탄 자매가 젊고, 지구에 남은 자매는 더 늙어 있는 게 정답이다.

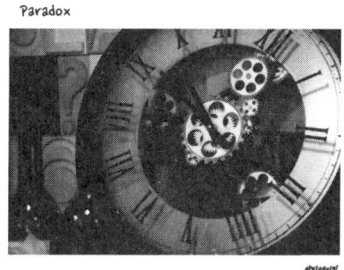

상대성 이론을 간단히 살펴보았는데, 안티에이징의 관점에서도 개인마다 노화의 진행 속도가 다르다는 점에서 연결고리가 있다. 모두가 같은 환경에서 생활하며 같은 시간을 살아가는 것이 아닐 수 있고, 몸속에서도 각자 다른 대사와 반응들이 일어나기에 우리의 노화 속도는 같을 수 없다. 젊음과 아름다움을 추구하는 안티에이징의 열기가 식을 줄 모르고 이어지는 요즘, 무엇보다도 개인별 맞춤 퍼스널 안티에이징이 필요하다는 것은 부정할 수 없는 사실이다.

지난해 대한상공회의소가 발표한 '안티에이징 산업에 대한 소비자 조사' 자료에 따르면 최근 3년간 소비 지출 여력이 감소했음에도 불구하고 전체 응답자의 81.8%가 안티에이징 관련 부문에 지출을 한 것으로 조사됐다. 안티에이징을 위한 비용은 1인당 연평균 206만 4,000원이었는데, 특히 피트니스·피부 클리닉에 사용한 금액은 70만 9,000원으로 화장품 부문(38만 4,000원)을 제치고 가장 높게 나타났다.

이처럼 세대를 불문하고 사람들이 안티에이징에 관심을 가지면서 안티에이징 케어의 범위가 확대되고 있다. 이전에는 안티에이징 제품 출시가 주였다면, 최근에는 일대일 뷰티 퍼스널 트리트먼트 서비스가 소비자들의 눈길을 끌고 있다. 병원에서 의사가 진단한 후 몸 상태에 맞춰 약을 처방해 주는 것처럼, 개개인의 몸매와 피부 상태에 맞춰 체계적이고 전문적으로 관리해 주는 것이 특징이다.

이에 따른 필자의 개인별 맞춤 퍼스널 안티에이징은 다음과 같다.

안티에이징의 첫 걸음은 건강한 신체를 만드는 것이다.

건강한 신체를 위해서는 적절한 식이와 규칙적인 운동이 필요하다. 탄수화물, 단백질, 지방을 적절한 비율로 섭취하며 필요한 열량을 포함하는 적절한 식이를 해야 한다. 개인의 식습관 분석을 통해 현실에서 적용 가능한 다이어트 방법을 선정하고 몸매 관리를 진행한다. 식이 다음으로 중요한 것은 규칙적인 운동일 것이다. 개인별로 다른 신체 능력과 관절 가동범위를 가지고 있기에 본인에게 맞는 적절한 운동 방법을 추천해야 한다. 다이어트를 통해 체중 감량이 시작되면 우리 몸의 여러 곳에서 탄력이 떨어진 부위를 만나게 된다. 이러한 곳의 리프팅을 통해 매끄러운 라인을 만들 수 있도록 도와준다. 늘어나 있던 체중으로 인해 튼살이 있다면 튼살 치료를 병행하게 된다. 탄력을 신경 써야할 곳은 몸과 얼굴을 포함한 전신이다. 탄력과 더불어 피부 자체의 결이 좋아야 하기에 스킨부스터 주입을 통해 피부 재생을 도모할 수 있다. 줄기세포 성장인자를 비롯한 여러 성분들의 배합으로 피부 재생에 최적화된 안티에이징 스킨부스터를 사용한다.

단순한 시술이 아닌 본인에 대한 이해를 바탕으로 한 과학적이고 체계적인 맞춤형 프로그램으로 식습관 개선, 운동, 얼굴&바디라인 관리, 리프팅, 피부관리, 튼살치료, 흉터치료, 탈모치료 등이 진행된다.

피부 관리를 받기 전 체계적이고 정밀한 피부 측정 시스템으로 현재 피부 상태를 진단한 후 자신에게 맞는 피부 목표를 설정해 주고, 진단 결과에 따른 다양한 피부 타입에 맞춰 제품을 처방한다. 그리고 컨설턴트가 고객의 퍼스널 트레이너가 되어 지속적이고 체계적으로 목표 피부 상태에 도달할 수 있도록 함께 관리해 준다.

필자의 퍼스널 안티에이징에 포함된 치료에 대한 보다 자세한 설명은 다음 파트에서 다시 살펴보자.

다이어트와 습관으로 만드는
안티에이징 컨설팅

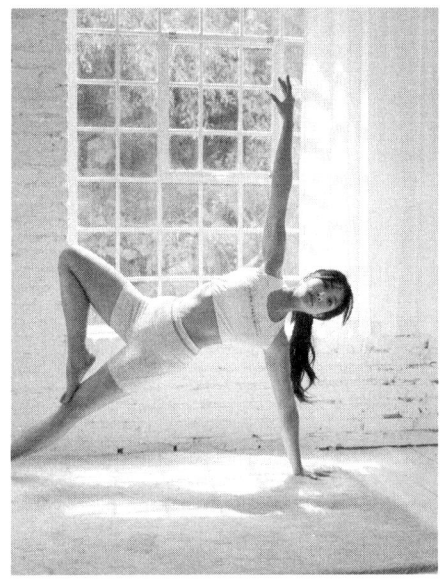

요즘 노화를 늦추는 것을 목적으로 하는 식이요법이 인기를 끌고 있다. 이른바 안티에이징 다이어트를 지지하는 사람들은 특정 영양소의 섭취를 제한하는 엄격한 식단이 수명을 늘리고 노화 관련 질병의 발생을 줄인다는 동물실험 결과를 근거로 내세운다. 그러나 유사한 효과를 인간에게서도 재현할 수 있을까?

　미국 시애틀의 워싱턴 대학과 캘리포니아주 페니언 바이오 메디컬 연구센터의 연구팀은 노화 과정을 늦춘다고 주장하는 식이요법의 효능과 안전성에 대한 연구 리뷰를 실시했다. 이 리뷰는 칼로리 제한 다이어트를 비롯해 탄수화물, 단백질 또는 특정 아미노산의 섭취를 제한하는 식단과 간헐적 단식에 대한 연구들을 검토했다.

　대표적으로 칼로리 제한 식이요법을 살펴보면, 동물의 칼로리 섭취 제한과 수명에는 확실한 관계가 있다고 한다. 쥐를 대상으로 한 실험에서 볼 수 있는데, 쥐의 칼로리 섭취를 줄이면 일반 식단을 먹인 쥐에 비해 더 건강해지고 평균 수명이 증가했다고 보고하고 있으며, 암, 신경 퇴행성 질환, 심혈관 질환, 제2형 당뇨병을 포함한 노화 관련 질병의 발생률 감소에 유의미한 결과를 도출하였다. 이처럼 동물실험 결과는 명확하지만, 이 리뷰에 의하면 이런 효과가 인간에게도 해당하는지는 분명하지 않다. 동물 실험의 경우 병원체가 없는 이상적인 환경에서 이뤄지는데 인간이 살아가는 환경은 그럴 수 없기 때문이다. 우리 주변 환경과 생활 방식의 엄청난 변화와 경우의 수, 또한 잠재적인 수명 연장에 도움이 되는 식단 등 다양한 요소가 건강에 많은 영향을 미칠 수 있다는 것. 또한 개인의 유전적 변이도 영향을 미칠 가능성이 높다는 점은 동물과는 엄격히 다르다. 쥐는 단지 체온유지를 위해서 칼로리의 절반을 태워야 하는 작은 동물이다. 인간의 신진대사 요구량과 크게 다를 수밖에 없다. 따라서 수명도 현격한 차이가 있다.

연구팀은 "심각한 칼로리 제한은 면역 기능과 상처의 치유 등을 손상시킬 수 있으며, 이는 팬데믹처럼 면역체계가 도전을 받거나, 양질의 건강관리가 없는 환경에서는 수명 연장이라는 잠재적인 이익을 상쇄할 수도 있다."라고 지적한다. 물론 인간에게도 칼로리의 적절한 제한이 상당한 이점이 있다는 관찰 증거도 있다. 일본 오키나와 주민들은 전통적으로 본토인에 비해 칼로리를 20% 적게 섭취했다. 과거 오키나와 주민들은 인구 1인당 평균 수명이 가장 길고 100세 이상 고령자가 가장 많은 것으로 나타났다. 이 밖에 연구팀은 탄수화물 섭취를 엄격히 제한하고 건강한 지방의 무제한 섭취를 허용하는 키토 다이어트, 간헐적 단식, 단백질과 아미노산 섭취를 제한하는 식이요법에 대해서도 검토했다. 모든 식단이 각기 다른 장단점이 있어서 안티에이징 관련 효능에 대한 평가는 엇갈린다.

이와 같은 리뷰를 통해 연구팀은 안티에이징 식이요법의 미래에 대해 낙관적 예측을 하면서도 이러한 식단이 모든 사람에게 똑같이 효과가 있는 것은 아니라고 정확히 명시하였다. 특정한 유전자 구성을 가지고 있거나 특정한 환경 조건 아래서는 건강에 해로울 수도 있다는 것은 간과하지 말아야 할 부분이다. 무엇보다 현재로서는 임상적으로 입증된 노화 방지 식단이나 약물이 없으며, 어느 것도 아직 안전성을 충분히 확립하지 못했다는 결론이다. 따라서 연구팀은 의사들이 건강한 사람들에게 이러한 다이어트를 추천하기 위해서는 더 많은 연구가 필요하다고 말한다.

13세기의 로저 베이컨(Roger Bacon)이 노화 예방 비결에 대해 쓴 책에 따르면 '식단 관리, 적당한 휴식, 운동, 절제된 생활 습관, 청결한 위생 상태'가 노화를 지연시키는 비법이라고 한다. 이 비법은 현재에도 여전히 유효하다. 진정한 안티에이징은 대단히 어려운 것이 아니라 생활 전반에 걸친 일상적인 습관을 바꾸는 것에서부터 시작하는 것이다.

무엇보다 사람의 감각은 일생 동안 외부 자극에 노출되어 있기에 그만큼 노화에 대해 취약할 수밖에 없다. 여기에 착안해 일반적인 사실에 필자의 견해를 더하여, 안티에이징 습관에 관해 정리해 보았다.

먼저, 사람의 오감은 20~25세에 기능이 정점에 도달한 후, 100세가 될 때까지 모든 기능이 쇠퇴한다. 질병이 있는데 치료하지 않거나 제대로 관리하지 않으면 노화가 더욱 빠르게 진행된다. 기억, 식욕, 호르몬, 근육량이 줄어드는 건 물론이고, 시각, 청각, 후각 등 오감의 기능도 떨어진다. 나이가 들면 보청기나 두꺼운 돋보기를 사용하는 것이 당연한 일이 되어 버린다. 전문가들은 젊었을 때부터 제대로 관리하면 오감의 노화 속도를 훨씬 지연시킬 수 있다고 주장하고 있다.

THE FIVE SENSES

VISION　HEARING　SMELL　TOUCH　TASTE

시각 視覺

모네가 그린 '지베르니 다리'를 보면 1899년 작품에는 그 다리가 매우 선명하지만 1924년에 그린 작품에는 아예 다리 자체가 잘 보이지 않는다. 백내장이 시야를 가렸기 때문이다. 나이가 들면 흔히 나타나는 노인성 질환인 백내장은 안구의 수정체가 혼탁해지고 시야가 흐릿해지는 질병으로, 자외선, 담배 연기, 고혈당 등이 원인으로 알려져 있다. 황반의 퇴행성 변화로 시력을 잃게 되는 질환인 '황반 변성' 역시 담배를 피우거나 혈압이 높은 사람이 잘 걸린다고 알려져 있다. 따라서 일상생활에서도 선글라스를 착용해 자외선으로부터 눈을 보호하고, 혈당 수치가 높아지지 않도록 식사 후 간식을 먹는 습관을 끊고 밤늦은 시간에는 음식을 먹지 않는 것이 좋다. 눈을 치켜뜨고 무리해서 보거나 눈을 자주 비비는 습관은 눈을 혹사하는 행위이므로 장시간 컴퓨터 작업을 해야 할 때는 컴퓨터 모니터를 눈높이보다 45도 아래의 위치에 배치해 내려다보고, 가급적 눈을 비비지 않는다. 생각보다 눈의 노화는 빨리 진행된다. 이제부터라도 시각에 대한 안티에이징에 눈을 뜰 때이다.

후각 嗅覺

코가 막혀 있는 사람은 언제나 그 상태로 살기 때문에 이상이 있는지 인지하지 못하므로 정기적으로 병원에서 검진을 받는 게 좋다. 실제 병원을 찾는 사람 중 6명당 1명꼴로 후각 기능 이상이 발견될 정도라니, 비염이나 축농증, 감기 등으로 코가 막혀 있는 상태를 만성질환으로 치부하고 방치할 경우 후각 감퇴로 이어진다. 후각 신경은 12개의 뇌신경 가운데 유일하게 두개골 밖에 노출돼 있어 손상받기 쉽다. 사고로 인한 충격으로 신경을 다치거나 유해 물질(페인트, 시너, 벤젠 등)을 자주 들이마시면 쉽게 이상이 온다. 막힌 코를 뚫기 위해 흔히 박하, 멘톨 사탕을 먹는다. 하지만 자주, 많이 섭취하면 후각 소실을 초래할 수 있다. 화하게 뚫리는 느낌은 점막 자극에 의한 현상이라고 한다. 흡연자의 경우에는 코 내부에서 에어필터 역할을 하는 코털이 담배 연기로 인해 움직임이 절반으로 떨어지다가 결국에는 후각 기능이 저하된다. 금연은 후각의 안티에이징에 필수이다.

미각 味覺

어릴 적엔 그렇게 맛있더니 언제부터인가 할머니가 만들어 주시는 음식 맛이 지나치게 달거나 짜졌다. 누구나 한 번쯤은 경험해 봤을 법한 일이다. 그 이유는 민감한 혀의 미각세포가 노화로 인해 줄어들면서 맛을 제대로 느끼기 어려워져 간을 제대로 맞추지 못해 발생하는 일이다. 노화로 인한 자연스러운 현상이지만, 최근에는 지나치게 자극적인 음식물 섭취로 인해 젊을 때부터 미각이 둔화되는 사례가 늘고 있다. 대한안면통증

구강내과학회에서는 "화학조미료나 자극성 강한 음식은 맛에 대한 감각을 떨어뜨린다."라고 지적하며 "화학조미료를 많이 사용하고 간이 강한 음식이 주를 이루는 외식을 줄이는 게 좋다"고 조언한다. 한동안 싱겁게 먹다 보면 둔감해졌던 미각이 금세 되살아나는 걸 느끼게 된다. 또한 음식을 급하게, 빨리 먹는 사람일수록 미각이 둔해지기 쉬우므로 평소 음식을 섭취할 때 30번 이상 꼭꼭 씹어 음식 본래의 맛을 천천히 음미하면서 먹는 게 좋다. 먹고 있는 음식의 맛을 말로 자세히 묘사하는 것도 습관을 들이기에 좋은 방법이다.

청각 聽覺

65세를 넘어서면 약 60%의 사람이 어느 정도의 청력 상실을 경험하게 된다. 그렇지만 요즘은 이미 30대부터 난청에 걸리는 경우가 많다. 그 어떤 감각보다 빠르게 퇴화하고 있는 감각인 청각을 가장 심각하게 위협하는 것은 '큰 소리'라고 알려져 있다. 85데시벨 이상의 소음을 2시간 연속으로 들으면(헤어드라이어나 잔디 깎는 기계 소리가 90데시벨) 치명적인 청각 손상을 입을 수 있고, 소음이 크면 클수록 심각하게 손상을 입는다. 이어폰, 헤드폰을 통해 큰소리를 들으면 달팽이관 입구의 신경세포가 손상돼 일반적인 경우보다 더 빨리 고주파 음을 못 듣게 된다. 이런 경우 결국에는 우울증까지 초래하는데, 그 이유는 한 톤의 소리만 주로 듣게 돼 음향 심리학적으로 답답함을 느끼기 때문이다. 따라서 큰 소음이 들리는 장소에 갈 때는 귀마개를 착용해 귀를 보호하고 이어폰을 사용할 때는 주기적으로 귀에 휴식을 주도록 해야 한다.

촉각 觸覺

　일본의 인체 심리학자 야마구치 하지메는 피부가 느끼는 스킨십이 부족하면 수명이 줄어들 수 있다고 주장한다. 이혼이나 사별로 헤어져 혼자가 됐을 때, 남은 사람의 심장병 발병률이 높아지는 이유가 스킨십 부족 때문이라는 것이다. 그의 연구에 따르면 노인들에게 지속적인 스킨십을 해 줄 경우 자존감이 올라가고, 적극성이 높아지는 것으로 나타났다. 이처럼 치유를 위한 접촉에는 무엇보다 촉각이 중요한 역할을 한다. 촉각이야말로 생활 속에서 마음가짐만으로도 챙길 수 있는 감각이라고 한다. 우리 몸 전체가 피부에 쌓여 있어서 압도적으로 많은 감각을 느끼게 되는 것이다. 결국 뇌는 과부하가 걸려 필요한 것만 걸러 낸다. 눈을 뜨고 있어도 다른 생각을 하면 뭘 보고 있었는지 기억이 제대로 떠오르지 않는 것처럼 촉각도 신경 써서 느끼지 않으면 점점 무뎌질 뿐이다. 촉각은 한 번 노화된 이후에는 좀처럼 돌이키기 어려우므로 뇌가 촉각으로 들어오는 정보를 무시하지 않게 하기 위해서는 젊었을 때부터 감각에 관심을 가져야 한다. 무심코 내 몸에 닿는 느낌을 전달하기 위해 적극적으로 뇌를 자극하는 것이다. 때로는 모시옷을 입어서 까슬까슬한 촉감을 온몸으로 느껴 보기도 하고, 피부 세안을 위한 부드러운 스펀지로 자극을 주는 것도 좋다. 다른 생각을 하면서 문지르는 건 효과가 없으므로 집중해서 그 감촉을 느끼는 게 중요하다. 잠자리에 들 때 가벼운 옷을 입고 이불에 들어갈 때의 느낌을 표현해 보는 것, 몸에 닿는 천의 느낌, 내 피부가 닿아서 체온으로 달궈지면서 따스해지는 느낌, 이불이 내 몸을 감싸는 느낌까지 의식적으로 생각하는 평소 생활 속 습관이 굉장히 중요하다. 따라서 평소

내 몸에 닿는 촉감을 느끼는 연습도 필요하다.

오감의 중요성에 못지않게 우리는 주름에 민감하다. 60세 이후의 아름다움은 주름에서 결정된다. 70세가 넘었는데도 얼굴에 주름 하나 없이 팽팽한 사람을 일컬어 젊고 아름답다고 하진 않는다. 나이가 들어 '웃어서 생긴 주름'은 자연스럽다. 노년의 얼굴에서 세월의 깊이가 느껴지고 절로 존경심이 생기는 얼굴, 자체만으로도 아름다움을 발산하는 얼굴은 웃어서 생긴 주름을 많이 갖고 있는 사람에게서 느끼기 쉽다고 한다. 이 '웃음 주름'은 비싼 옷보다 노년의 인상을 더욱 멋지게 만든다. 반면 찡그릴 때의 표정 주름이 새겨진 얼굴은 노년에 이르면 세월의 고통과 슬픔을 담은 얼굴이 된다. 화를 내면 우리 몸에서는 노르아드레날린(noradrenaline)이 분비돼 혈압이 치솟고 혈관이 손상되며, 이 호르몬의 독성이 노화를 촉진해 나이보다 더 늙어 보이게 만든다. 그러니 화를 내며 인상 쓰는 것은 피하고 평소 웃는 습관을 들이는 것이 노년의 아름다운 얼굴을 만드는 첫걸음이다.

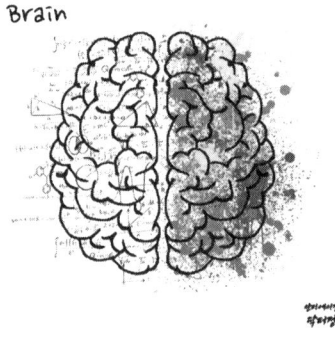

젊음을 위한 뇌 운동에도 신경을 써야 한다. 뇌는 매일 4만 개의 신경세포를 소실하며, 65세쯤 되면 뇌세포의 10%가 소멸한다. 영화배우 소피아 로렌은 "젊음의 샘은 바로 정신, 재능, 창조성이다. 이 샘을 솟아나게 할 수 있다면 당신은 나이와 싸워 이길 수 있을 것이다"라고 말했다. 생활 속에서 뇌를 자주 이용할수록 기억력 감퇴 등의 노화 증상을 막을 수 있다는 것이 의학적으로 밝혀졌으니 그녀의 말이 허언은 아닌 셈이다. 침대를 벗어나자마자 세수를 하고 그날 하루를 걱정하는 대신, 주변 사물에 관심을 기울인다. 새소리에 귀를 기울이고 눈부신 햇살을 쳐다본다. 샤워할 때 물방울이 몸에 떨어지는 걸 느끼고, 주스 한 모금의 맛을 음미하고, 이를 닦는 동안 치아 하나하나에 대해 생각한다. 이런 생각을 하기 위해 따로 시간이 필요한 건 아니지만 앞서 말한 오감뿐만 아니라, 이를 통해 뇌를 훈련하는 데는 도움이 된다.

평소 유머를 즐기는 것이 좋다. 적절한 유머를 구사하기 위해서는 상황에 대한 판단과 재치가 필요하다. 이런 유머 감각은 남을 가르치는 것과 마찬가지로 뇌를 자극한다. 최신 트렌드에 관심을 갖고, 최신 전자제품 매뉴얼을 익힌다. 복잡한 기계의 매뉴얼을 외우는 것도 뇌 자극에 도움이 된다. 새로운 것을 두려워해 받아들이지 않으면 뇌도 점점 늙어 간다. 적극적으로 새로운 것을 접하고, 그것을 받아들이기 위해 노력하면 뇌도 활발하게 활동한다. 만들기, 조립, 그림 그리기 등 손을 많이 쓰는 활동을 한다. 이는 뇌에 전달하는 신경을 자극하는 것으로 뇌를 깨워 준다.

Part 4.

Total Anti-Aging
(안티에이징의 A to Z)

01. 시대마다 다른 동안의 기준
02. 올인원 안티에이징 피부 관리 & 리프팅
03. 이너뷰티를 위한 식이요법 & 영양제
    & 비타민 수액 치료(IVNT)
04. 안티에이징을 위한 운동 처방
05. 비스포크 맞춤 몸매 관리 & 다이어트 치료
06. 부드러운 살결을 위한 흉터 & 튼살 치료
07. 스타일의 완성은 헤어, 두피 관리 & 탈모 예방

시대마다 다른
동안의 기준

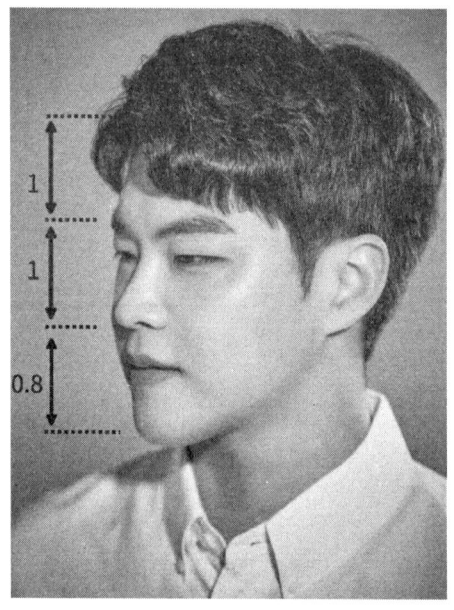

 동안[童顔]은 실제 나이보다 어려 보이는 얼굴로, 베이비 페이스는 어느 때고 화제의 중심에 있다. 외모에 대한 관심이 커질수록 동안에 대한 갈망도 커진다. 동안에는 몇 가지 특징이 있다. 균일한 피부톤, 흰머리가 없고 머리숱이 많을 것, 적당히 살이 있고 주름이 없는 얼굴 등, '얼짱'도 아니고 '몸짱'도 아닌 동안이 뜨는 지금의 고령화 시대에선 나이보다 훨씬 어려 보인다는 말이 최고의 찬사처럼 들린다. 과거 성형 트렌드에서는 쌍꺼풀이 짙고 큰 눈, 뚜렷한 T존, 높은 콧대, V라인 등 이목구비가 뚜렷하게 강조되는 경우가 많았다.

하지만 다양한 종류의 시술이나 수술이 보급된 최근에는 자신만의 분위기와 개성을 살리면서 아름다운 외모가 트렌드로 자리 잡았다. 즉, 자연스러운 아름다움을 선호하는 것이다. 동안에 주목하는 것도 자연스럽게 예뻐지는 것이 반영된 것으로 보인다. 사회생활에 있어서 딱딱한 분위기를 일순간 깨고 상대방의 흡족한 미소를 자아낼 수 있는 말, "정말 그 나이 맞아요? 너무 어려 보이시네요." 물론 이 멘트가 제대로 통하려면 상대가 너무 늙어 보이는 얼굴이어서도 안 되고, 실제 나이에 대한 사전 정보가 있어야 한다는 전제 조건이 있다. 또한 한두 살도 아니고 다섯 살 정도는 아래로 봐 줘야 '약발이 먹힌다.' 거기다 "동안이시네요" 하고 한마디 덧붙여라. 손을 젓는 상대방의 입꼬리에는 분명 미소가 감돌고 있을 것이다. 적어도 외모에 관한 달콤한 칭찬은 고래는 물론 늙은 고목까지도 춤추게 만드는 법이니까. 그 이유의 중심에는 안티에이징이 있다. 무엇보다 안티에이징의 핵심은 나이보다 젊어보이게 하는 것이며, 요즘은 정말 '얼짱'도 '몸짱'도 아닌 '동안'이 뜨는 시대이다.

그렇다면 여기서 동안의 특징에 대한 흐름을 한번 짚어 보면 좋겠다.

우리가 사랑해 마지않는 연예인들을 사례로 가져와 보았다.

  40대의 나이에 학생 역할을 해도 자연스러운 외모의 배우 장나라, 임수정, 사연 많은 비극의 여주인공을 맡기엔 다소 어려 보이는 전지현 등의 연예인은 여전히 인기몰이 중이다. 50대의 나이가 믿기지 않는 얼굴로 화장품 브랜드에 힘을 실은 김희애, 원조 얼짱을 넘어 50대 섹시 아이콘으로 통하는 황신혜를 보면 나이는 단순히 숫자에 불과해 보인다. 여기에 더해 예전 SBS TV에서 방영한 〈동안 선발대회〉가 전국을 강타하자 '동안 열풍'은 제대로 물살을 탔다. 아들보다 더 젊어 보이는 46세 주부 수상자의 동안 비결을 알고자 대중과 언론은 한참 들썩였다.

  동안을 파악할 수 있는 기준은 있다. 얼굴의 세로 길이를 살펴봤을 때 헤어 라인부터 눈썹까지를 상안, 눈썹에서 코끝까지를 중안, 코끝에서 턱끝까지를 하안이라고 한다. 이 비율이 1:1:1인 경우가 평균적인 형태이며 이상적인 비율이었지만, 최근에는 이마가 넓고 하안이 0.8 비율로 짧아지면 동안으로 보인다고 한다. 턱의 길이가 조금 짧아 1:1:0.8인 비율이 동안으로 보이는 것에 이상적이다. 그렇지만 이것은 일반적으로 말하는 비율이며, 자신의 타고난 얼굴 구조에 따라 적합한 선에서 동안에 가까운 외모를 찾는 것이 중요하다.

  얼굴형이나 이목구비 못지않게 동안을 결정짓는 요소는 피부이다. 어느 조사에서든 어려 보이는 최우선 조건으로 꼽히며 얼굴 생김새, 몸매,

스타일보다 앞선 요소이다. 가만히 있어도 광채가 나는 아이의 피부는 빠른 재생주기 덕분이다. 아이의 피부는 일주일마다 새롭게 바뀌는 한편, 70세 노인의 피부 재생 주기는 5~6주에 달한다고 한다. 피부 재생 주기가 느려지면 피부 조직이 거칠고 두꺼워져 칙칙한 톤과 기미, 잔주름이 늘어난다. 또한 미세 혈관의 숫자가 감소하여 영양과 혈류 공급이 늦어지고 불순물을 제거하는 능력과 열 조절 능력이 떨어지므로 염증의 치유가 늦어진다. 따라서 타고난 얼굴형과 분위기도 바뀌기 마련이다. 콜라겐과 엘라스틴이 줄어들면서 겉껍질 격인 피부가 중력에 의해 아래쪽으로 늘어진다. 웃을 때 젊은 사람은 치아의 윗부분이 보이지만 나이 든 사람은 아래 치아가 보이는 것도 이 때문이다. 눈꺼풀이 처지면 둥근 눈도 작아 보이고 이중턱이 생긴 얼굴은 크고 지쳐 보인다. 그러나 이 또한 의학의 발달로 눈에 띄게 개선할 수 있다.

메이크업이나 헤어스타일도 많은 영향을 준다. 거리를 지나가다 보면 숯검정 같은 갈매기 눈썹에 총 천연 색상 아이섀도우, '동동' 뜨는 붉은 입술로 풀 메이크업한 요즘 중학생들의 얼굴을 늘 자주 접한다. 그 나이보다 더 나이 들어 보이기 위한 것이다. 왜 그렇게 하는지 그들만이 안다. 메이크업 아티스트들은 '동안 메이크업'이 오히려 간단하다고 이야기한다. 투명하고 내추럴한 베이스 메이크업으로 시작해서, 기미나 주근깨, 잔주름을 감추려고 애쓰지 말고 자연스럽게 드러나도록 밑바탕을 만들어 주는 것이 동안 메이크업의 핵심이다. 눈썹도 길게 빼지 않고 짧고 통통한 느낌으로 그려 준다. 아이섀도는 얼굴이 환해 보이는 밝은 베이지 등

한 가지 색만으로 포인트를 줘야 한다. 여러 색으로 겹겹이 칠하는 것은 지양한다. 또한 입술도 라인을 그리지 말고 틴트를 발라 원래 입술 색처럼 연출하고 그 위에 립글로스를 덧발라 마무리한다. 그러면서도 피부는 반짝일 수 있도록 물광 효과를 표현하여 촉촉하고 화사해 보여야 한다. 또한, 하안이 길어서 나이가 들어 보이는 사람의 경우 시선을 위쪽으로 끌어올릴 수 있도록 마스카라 등으로 눈을 강조하고 입술은 최대한 연하게 연출하는 것을 기억하라고 한다. 부풀리고 과장된 헤어스타일도 금물이다. 하지만 조금이라도 어려 보이려고 어울리지 않는 뱅 스타일을 고집하는 것은 문제다. 헤어스타일은 얼굴형과 분위기를 최대한 고려해서 단점은 가리되, 장점을 살리는 방향으로 선택해야 한다. 대신 머릿결에 신경을 쓰는 것도 매우 중요하다.

젊어지고 싶다라는 회춘의 욕망은 점점 커지고 있다. 현재 100세 시대를 부정할 사람은 거의 없다. 굽이굽이 긴 세월을 젊고 건강하게 살아보리라 욕심내는 것을 누가 뭐라 할 것인가? 확실히 연령대별 인상도 옛날과는 달라졌다. 과거 20대 대학생은 성숙한 성인이었고, 30대는 완전 '아저씨', '아줌마'였다. 그러나 지금은 예전에 노인 취급을 받았던 50대부터 중년의 시작이라고 인식하고 있다.[10]

동안 신드롬은 시시각각 정보 공유가 이뤄지는 여러 매체에서 만들어진 '취향'이라고 볼 수 있다. 새로운 미의 기준이라고 할 수도 있다. 하지

---

10 정유희, 디자인하우스(행복이가득한집 2006년 4월호), 2006.04., designhouse.co.kr

만 그 사람이 내 옆에 '실체'로 다가왔을 때는 많은 것이 달라진다. 동안이라는 환상보다 실제 존재하는 동안을 가진 사람을 만났을 때 우리는 놀라워하고 부러워하면서도 질투하고, 그 비법에 대해 알고자 캐묻는다. 시간은 누구에게나 공평하고 동안을 유지할 수 있는 기간도 사람마다 다 다르다. 우리가 감탄했던 동안이라는 연예인들도 이제 세월의 흔적과 시술의 흔적이 하나둘 보인다. 모든 동안은 꽃잎처럼 시들기 마련이다. 젊게 살려고 노력하는 것과 어려 보이려고 발버둥 치는 것은 엄연히 다르다. 그리고 그 경계선의 설정은 개개인에게 달렸다. 당신이 원하는 모습은 인생 어느 지점쯤에 놓여 있을까? 그렇다면 우리는 진정한 안티에이징을 위하여, 각자의 가장 특별하고 아름다운 매력을 지키기 위해 늘 어떤 노력을 해야 할까?

올인원 안티에이징
피부 관리 & 리프팅

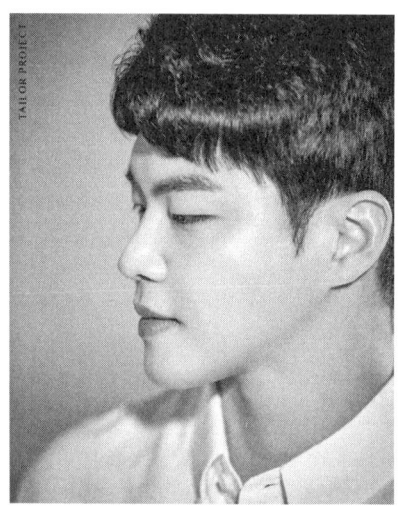

의학이 지속적으로 발달함에 따라 피부 관리를 위한 시술의 종류도 다양해졌다. 고객들의 끊임없는 관심과 요구, 더 나은 효과를 위한 연구를 통해 시술을 위한 장비들이 다양해지고 새롭게 생겨나고 있다. 피부 관리에도 트렌드가 있고 소위 '신상' 장비에 대한 열망 또한 가득하기에 고객들은 계속해서 다양한 병원, 새로운 장비를 찾아다닌다. 각각의 장비마다 작용하는 기전도 다르고 효과도 다르며, 같은 장비를 사용해도 시술자가 원하는 타겟 피부 깊이 설정, 에너지를 어떻게 조절하느냐에 따라 효과나 작용이 달라진다. 이러한 부분들까지 고객들이 일일이 알아볼 수는 없을 것이다. 그렇기에 고객들은 새로운 장비를 찾아다니다가 결국 믿을 만한 시술자가 있는 병원으로 가게 될 수밖에 없다.

피부에서 사람들이 중요하게 보는 것은 무엇일까? 모공 크기, 피부톤과 색깔, 광채, 색소 침착, 피부 결, 탄력, 매끄러운 라인 등 첫인상을 결정하는 요소들은 정해져 있다. 각각의 요소들을 개선하기 위해 매번 다른 시술과 장비를 이용해야 하는 것일까? 현실적으로 그것은 불가능할 것이다. 이러한 부분들을 해결하기 위해 필자는 수많은 고민과 임상경험을 바탕으로 최대의 효과와 효율을 만들 수 있도록 시술을 세팅하였다. 얼굴 라인이나 몸매 라인을 매끄럽게 만들면서 리프팅을 하는 것은 어떠한 것이 가장 중요할까? 그것은 바로 '디자인'이다. 아무리 좋은 효과를 가진 장비를 쓰더라도 모두가 선망할 만한 예쁜 라인을 시술자가 잘 모른다면 그것은 큰 문제일 것이다. 따라서 시술자가 시술 전 아름다운 라인을 만들기 위해 디자인을 특히 신경 써야 한다. 이것은 의료의 영역이라기보다 디자인과 아름다움이라는 예술적인 영역이며, 시술하는 의사의 미적인 감각이 매우 중요할 것이다. 따라서 고객들이 본인의 아름다운 얼굴, 몸매 라인을 만들기 위해 제일 먼저 봐야 할 것은 병원이 얼마나 좋은 장비를 쓰는가가 아닌, 시술하는 의사가 얼마나 미적인 감각이 좋은가에 대한 고찰이다.

고객들의 입장에서 시술자의 이런 감각들을 어떻게 확인할 수 있을까? 100% 알 수는 없겠지만 아마도 그들의 평소 일상, 취미, 관심사, 외모 관리 상태 등을 통해 유추해 볼 수 있을 것이라고 짐작해 본다. 아름답고 매끄러운 라인을 위한 '디자인'이라는 전제를 잘 설정했다면 그 다음은 최대의 효과를 내기 위한 장비가 필요할 것이다. 필자는 효과를 극대화하기 위해 기전이 다른 고주파 장비와 초음파 장비를 사용한다. 그 장비들도 사용하는 방법과 순서가 중요하다. 특정 장비의 어떤 모드와 에너지를 어떻게 설정하여 지방을 녹이고 분해하며, 그 라인이 잘 드러나도록 어떠한 후 관리를 할 것인가에 대한 연구가 필자가 지속적으로 해 온 것이다. 같은 장비를 사용하는 병원은 많더라도 시술 후에 일상생활이 바로 가능하도록 다운타임이 짧고 부작용을 최소화하며, 그럼에도 효과는 좋게 만들어 낸 것이 그 차이점일 것이다. 이것이 필자가 말하는 얼굴&몸매 리프팅과 라인 관리일 것이다. 탄력 있는 라인 관리에 성공했다면 피부 자체를 좋게 만드는 것도 만만치 않게 중요한 부분이다. 모공이 작고 광채가 나는 화사한 피부톤과 매끄러운 피부결, 잡티와 색소 침착이 잘 보이지 않는 피부가 모두가 바라는 피부 상태일 것이다. 여성분들의 표현으로 '화장이 잘 받는 피부' 상태를 위해 여러 가지의 시술을 해야 하는 것일까? 필자는 이러한 여러 효과를 하나의 안티에이징 시술로 만들어 냈다. 시중에 나온 다양한 스킨부스터 제품들이 있지만 기성 제품을 쓰기보다는 안티에이징 센터에서 자체적으로 스킨부스터를 배합해 만들었다.

봉봉성형외과의 줄기세포연구소에서 줄기세포 성장인자를 채취하여 콜라겐 생성 촉진 약물과 물광 효과를 위한 약물 등을 배합하여 피부 재생에 최고인 'BB스킨부스터'를 만들었다. 황금 비율로 만들어진 BB스킨부스터를 주사가 아닌 '미라젯'이라는 새로운 장비로 통증, 부종, 출혈, 염증 등이 생기지 않게 피부의 일정한 깊이에 주입한다. 주기적인 스킨부스터 주입을 통해 당신의 내일이 오늘보다 더 젊은 날이 될 수 있도록 만드는 것이다. 이것이야말로 안티에이징의 핵심일 것이다.

이러한 안티에이징 시술은 모두가 같은 주기로 받는 것일까? 정답부터 말하면 아니다. 안티에이징 시술도 고객의 연령대에 따라 그 주기가 달라져야 한다. 아무리 좋은 약물이라도 연령대와 개개인의 상태에 따라 재생 효과가 유지되는 기간은 달라질 수밖에 없다. 따라서 주치의가 고객의 상태를 확인하고 그 시술 주기를 결정하게 된다. 기본적으로 나이가 들면 들수록 시술의 주기는 짧아져야 할 가능성이 높아질 것이다.

이너뷰티를 위한 식이요법 & 영양제 & 비타민 수액 치료(IVNT)

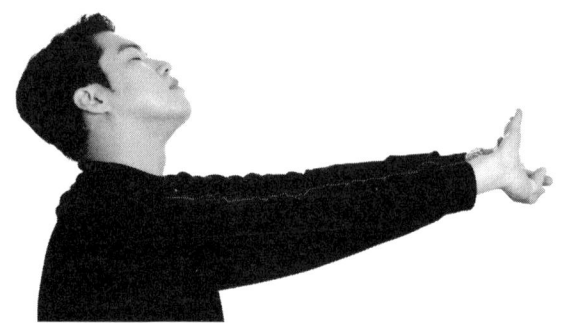

우리는 '아름다움'을 생각할 때 외면적 아름다움에 대해서만 생각하는 경향이 있다. 하지만 아름다움에는 외면적인 것뿐만 아니라 내면적인 아름다움도 존재한다. 물론 사람의 첫인상에서 제일 먼저 보이는 것은 외면이지만, 시간이 지나면 지날수록 우리는 내면의 아름다움에 대해 생각하게 된다. 내면의 아름다움이란 사람의 성격이나 대화 코드일 수도 있고, 자기관리라 불리는 건강 상태, 생활 패턴 등이 될 수도 있다. 내면적인 아름다움을 위해 우리는 우선 건강한 몸을 만들어야 한다.

건강한 몸을 위해 가장 중요한 것은 영양소가 적절히 섞인 균형 있는 식사이다. 우리 몸이 필요로 하는 에너지원은 탄수화물, 단백질, 지방이다. 각각의 영양소마다 에너지 평균 함량은 탄수화물 4Kcal/g, 단백질 4Kcal/g, 지방 9Kcal/g이다. 성인 여성은 하루 1800~2100Kcal, 성인 남성은 2200~2700Kcal 정도의 에너지 섭취가 필요하며 개인별 신체 활동량과 기초대사량 등을 고려해야 한다.

탄수화물은 우리 몸에 에너지 공급을 주로 하며 뇌세포, 적혈구, 신경세포 등 포도당만을 에너지로 사용하는 세포가 있어 일정량 이상의 섭취가 필수적이다. 혈당 수치를 급속히 상승시키는 단당류보다는 혈당을 서서히 증가시키는 다당류의 탄수화물을 섭취하는 것이 좋다.

단백질은 뼈, 근육, 피부 등 신체 조직을 구성하며 필수아미노산과 불필수 아미노산으로 분류한다. 단백질 중에서는 특히 체내에서 합성할 수 없는 이소류신, 류신, 발린, 히스티딘 등 필수 아미노산의 섭취가 중요하며, 아미노산 균형이 좋은 단백질로는 육류, 계란, 콩류, 생선류가 있다.

지방에는 중성지방, 콜레스테롤(HDL, LDL), 인지질 등이 있다. 중성지방은 분해되어 지방산이 되며 구조에 따라 포화, 불포화지방산으로 나뉜다. 포화지방산 중 에너지 생성 후 남는 것은 중성지방 형태로 쉽게 저장되므로 체중 조절 시 주의해야 한다. 불포화지방산에는 몸에서 합성할 수 없는 필수지방산(오메가-3, 오메가-6)이 포함되어 있어 견과류와 등

푸른 생선 등을 통한 섭취가 중요하다.

   탄단지의 섭취 비율에 대해서도 전문가들의 의견은 분분하지만, 필자는 이상적인 탄단지의 비율이 일반적으로 5:3:2 또는 5:2:3 정도라 생각한다. 하지만 이 비율 또한 개인의 성별, 건강 상태, 질환 유무, 근육량 등 다양한 요소를 고려해야 할 것이다. 기본적인 탄수화물, 단백질, 지방 외에 수분, 식이섬유, 비타민 등의 섭취도 중요하다. 식이섬유 섭취는 혈당 반응 개선, 콜레스테롤 저하, 대장 기능 개선, 포만감 등 여러 부분에 효능이 있다. 수분 섭취는 근육량 증가와 노폐물 배설 등 다방면에 중요하여 하루에 최소 1L 이상 섭취해야 하며 권장 섭취량은 2L 이상이다.

   영양제와 비타민은 어떠한 것들을 섭취하는 것이 중요할까? 비타민의 종류에 크게 수용성 비타민과 지용성 비타민이 있다는 것은 요즘 모르는 사람이 없다. 지용성 비타민인 vit A, D, E, K와 수용성 비타민인 vit B, C 가 있다. vitA는 시각, 면역 태아 발달 시기에 성장과 발달, 유전자 조절 등에 중요하다. vitD는 칼슘대사, 면역, 세포 분화 등의 역할을 하며 보통 햇빛의 노출에 의해 피부에서 합성된다. vitE의 항산화 효과가 높다는 것은 이미 널리 알려진 사실이며 vitK는 혈액 응고와 관련된 작용을 한다. vitB는 그 종류가 다양하여 숫자를 매겨 분류하며 우리 몸 전반의 대사와 관련된 중요한 작용을 한다. vitC는 우리 몸의 조직을 합성하는 데 중요한 구성 성분인 콜라겐 합성에 필요하다. 비타민 섭취의 중요성은 오래전부터 강조되었으나, 사람들의 건강하고 젊게 오래 사는 것에 관한 관심과 수요가 더욱 늘어나면서 다양한 건강 기능 식품들이 우후 죽순 생겨나고 있다. 건강 기능 식품에 포함된 여러 성분 중에서도 요즘 가장 주목받는 것은 '글루타치온'일 것이다. 글루타치온은 강력한 항산화 효과를 가진 물질이며 체내에서 피로 회복, 해독, 면역, 피부 개선 등의 다양한 효과를 지니고 있다고 알려져 있다. 시중에서 판매되는 신상의 건강 보조제와 영양제에 글루타치온을 포함한 다양한 비타민이 섞여 있는 것은 어쩌면 당연한 일이다.

이러한 좋은 성분들의 체내 흡수율을 높이기 위한 여러 방법들과 제형에 대한 고민은 지속되고 있으며, 그 흡수율을 올리기 위해 결국 고객들은 주사, 수액 요법으로 향하게 된다. Intra Venous Nutrition Therapy의 첫 글자를 따서 IVNT라 줄여서 표현한 정맥영양주사요법이 주목받는 이유이다. 사람들은 평소 꾸준히 챙겨 먹는 것도 중요하지만, 필요시에 주사와 수액 요법이 가장 효과적이라는 것을 알고 있다. 비타민 수액 치료는 우리 몸이 너무 피곤하거나 아플 때 병원에서 수액 요법 치료를 시행하는 것과도 비슷하다. 비타민 수액 치료는 50년 전쯤부터 이미 시행하고 있었으나 그 개념이 세상에 널리 알려지기 시작한 건 불과 10년 정도 밖에 되지 않았다. 미국의 존 마이어스라는 내과 의사에 의해 처음 사용된 일명 '마이어스 칵테일' 요법은 여러 비타민과 미네랄을 혼합하여 정맥 주사를 놓는 치료 방법이다. 현재는 여러 성분이 추가되며 임상에서 다양한 방식으로 변형된 마이어스 칵테일 요법이 시행되고 있다. 필자는 환자의 성별, 연령, 원하는 효과에 따라 글루타치온, 비타민,

미네랄 등의 성분 배합을 달리하여 안티에이징에 최적화된 여러 수액을 만들고 임상에서 활용하고 있다.

안티에이징을 위한
운동 처방

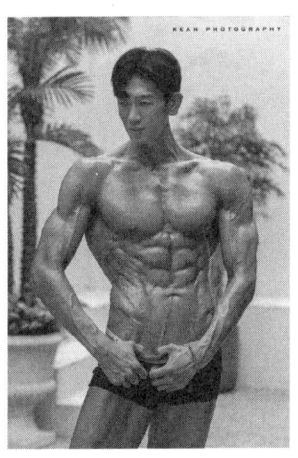
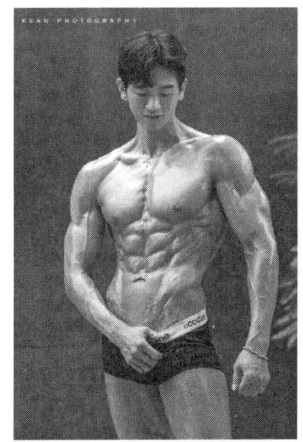

    요즘 바디프로필, 소위 '바프'를 찍기 위해 많은 사람들이 운동을 열심히 한다. 바디프로필 촬영 전까지 근육의 라인이 최대한 잘 보일 수 있도록 체지방률을 낮추고, 사진을 찍기 전에는 수분량을 제한한다. 이러한 운동이 우리 몸의 건강이나 노화에 있어 어떠한 영향을 줄까? 평소 운동을 많이 하던 사람이 아니라면 갑자기 일정 이상 체지방률을 낮추고 수분량을 제한하며 운동하는 것은 분명 몸에 많은 무리가 갈 것이다. 우리는 바디프로필을 위한 운동이 아닌 몸의 건강한 안티에이징을 위해서, 적절한 운동이 필요하다는 것에 모두 공감할 것이다. 그렇다면 어떠한 종류의 운동을 어떠한 방식과 주기로 해야 한다는 것도 잘 알고 있는가? 아마 모두가 그렇진 않을 것이다.

  안티에이징을 위해서는 어떠한 운동이 몸에 도움이 될까? WHO나 미국 CDC에서는 중등도 강도의 신체 활동을 일주일에 150분 이상 해야 한다고 말한다. 규칙적인 운동을 하면 심혈관계, 호흡기계 기능의 개선과 심혈관 질환 위험인자가 감소하고 이를 통해 여러 질환 발생률과 사망률 저하를 기대할 수 있다. 가벼운 조깅이나, 빠른 걸음, 수영, 자전거 등의 유산소 운동을 통해 혈관 위험을 줄일 수 있다. 건강한 혈관은 우리 몸 전체에 원활하게 산소나 영양소를 공급해 줄 수 있기에 안티에이징의 관점에서도 중요하다. 나이가 들면서 점차 골밀도가 낮아지고 골격근량이 감소하며 신체의 노화가 진행되는데, 근육 유지 및 성장을 위한 운동은 그 속도를 늦출 수 있다. 운동을 하지 않으면 근육량이 빨리 감소하고 골밀도가 낮아지며, 이는 키의 감소와 좋지 않은 자세로 이어져 일련의 현상들이 더욱더 나이 들어 보이는 모습을 만든다. 적절한 강도의 운동은 신체의 호르몬 변화, 대사에도 긍정적으로 작용한다. 꾸준한 운동으로 몸매 관리를 열심히 한 사람들의 얼굴이 동안이거나 전신적으로 어리게 보이는 이유이기도 하다.

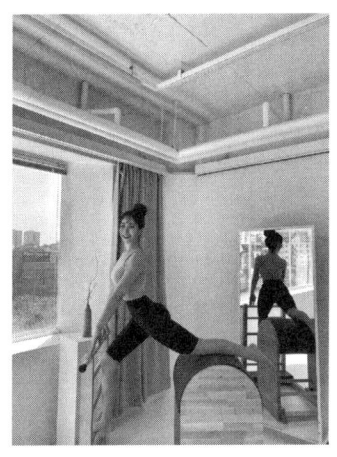
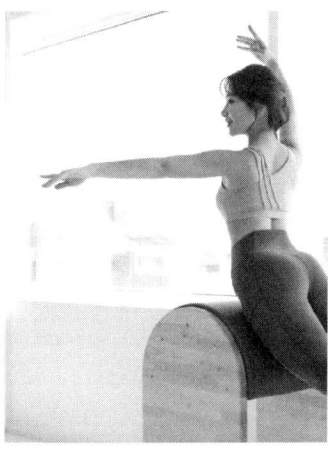

근육의 강화와 유지에 도움이 되는 운동으로는 헬스, 필라테스 등 여러 종목의 스포츠가 있다. 이때는 어느 정도의 부하가 있는 저항 운동이 도움이 되며, 적절한 중량으로 8-12회 정도 반복하는 동작이 도움이 될 것이다. 필자는 세브란스 전공의 수련 시절 운동 처방에 대해 공부하였으며, 본인 역시 평소 헬스와 필라테스, 축구, 골프 등 다양한 운동을 즐겨하여 운동에 대한 이해도가 높다. 운동 종목이나 강도, 주기, 시간 등을 결정할 때에는 환자의 기저질환, 연령대와 평소 생활 습관, 운동 경험 정도, 타고난 신체의 관절 가동범위나 운동능력 등 다양한 것을 고려하여 개인에게 맞는 운동을 추천하는 것이 중요하다. 과도한 운동은 오히려 독이 될 수 있기에 전문가에게 적절한 조언을 구하는 것이 운동을 통한 안티에이징에 한 걸음 더 다가가는 바람직한 길일 것이다.

비스포크 맞춤 몸매 관리
& 다이어트 치료

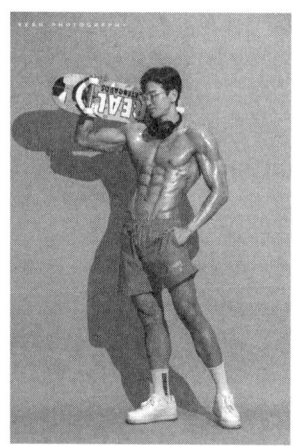
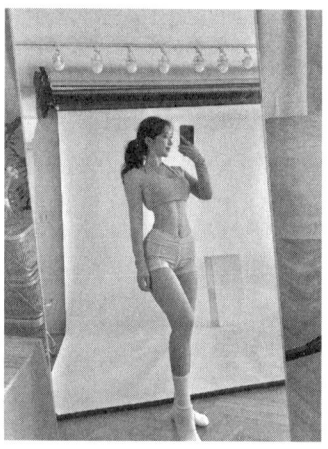

앞서 식이요법과 운동이 건강한 신체를 위해 중요하다는 것은 설명하였다. 그 중요도를 따져 보자면 필자는 식이요법이 7, 운동이 3 정도의 비율이라고 생각한다. 중요하다는 건 모두가 알고 있지만 그것을 실제로 행하고 유지한다는 것은 그다지 쉬운 일이 아니다. 사람들이 모두 실천을 잘한다면 아마도 몸매 관리나 다이어트를 위한 보조제나 약품, 의료가 발달하지 못했을 것이다. 저마다 다른 이유와 환경, 생활 패턴으로 건강한 삶의 바이오리듬을 유지하지 못하는 경우가 많다. 알면서도 그것을 행하지 못하는 상황일 때 사람들은 슬퍼하면서도 어쩔 수 없는 현실에 좌절하기도 한다. 적절한 식이와 운동을 하지 못하거나, 하게끔 생활패턴을 만드는 과정에서 의료적인 도움은 분명 크게 작용한다.

시중에는 수많은 다이어트 보조제가 있지만 결국 보조제는, 약품이 아니기에 그 효과가 약품을 뛰어넘을 수 없다. 복용하는 약이나 주사, 시술은 그 효과가 보조제를 뛰어넘기에 사람들은 병원으로 찾아온다. 그렇다면 다이어트나 몸매 관리를 위해 어떠한 약을 복용하거나 시술을 받아야 하는 것일까? 사람들은 저마다 다른 수면패턴, 식이습관, 기저질환, 키, 체중, 성별 등을 가지고 있다. 특히 신체에서도 비율이나 라인, 유난히 살이 잘 찌고 안 빠지는 부위들이 다르기 마련이다. 약물이나 시술을 결정할 때 이러한 사항들을 전반적으로 고려하여 개개인에게 맞는 약물과 시술을 추천하는 것이 필요하다.

우리는 살아가면서 너무나 쉽게 다이어트약이나 시술을 접하게 되지만 약의 종류나 시술의 결정은 그렇게 쉽게 결정할 사항이 아니다. 약을 생각해 보더라도 주로 간에서 대사가 되는 약과 신장에서 대사가 되는 약이 다르기에 개인의 건강 상태나 질환에 따라서 이러한 부분도 고려해야 한다. 이에 적절한 솔루션으로 비스포크 맞춤형 관리와 치료를 제안한다.

최근 다양한 상품에서 비스포크란 단어가 들어간 것을 볼 수 있다. 한

예로 삼성의 가전제품이 있는데, 비스포크는 개인에 맞추어 제작한다는 뜻의 단어이다. 정확히는 '특정 사람을 위하여 특별히 만들어진'이라는 뜻이다. 맞춤 제작 서비스, 커스터마이징과도 일맥상통하는 비스포크. 몸매 관리와 다이어트 치료 역시 사람마다 신체 특성이 다르기에, 관리와 치료가 필요한 신체부위나 치료 방식이 달라진다.

따라서 기본적인 식이요법과 운동을 전제로 개인별로 맞춤화된 솔루션이 필요하다. 다이어트에 처방되는 약의 종류가 정신과적, 내과적 약물을 포함하며 워낙 다양하기에, 처방하는 의사의 약에 대한 이해도가 높아야 하며 개인별로 맞춤 다이어트약이 필요하다.

이러한 개인별 맞춤 다이어트는 약뿐만 아니라 시술에도 해당한다. 지방을 분해하는 주사 약물을 사용하더라도 투여 용량이 사람마다 다를 수 있고, 개개인의 체형이 다르기에 같은 부위에도 주사 위치가 달라진다. 살이 주로 잘 찌고, 빠지지 않는 부위는 팔뚝 아래, 부유방, 겨드랑이 뒤쪽, 아랫배, 옆구리 뒤쪽, 허벅지 안쪽, 뒤쪽 등이 있을 것이다. 이러한 부위의 지방 분해를 위해 시술을 주로 하게 되는데, 주사 시술을 부담스러워하거나, 부작용이 많이 우려되는 환자라면 보다 안전한 고주파, 초음파 장비를 이용해 지방을 줄일 수 있다. 안전하다고 표현하였지만, 고주파, 초음파 장비도 에너지 조절과 파장 조절을 통해 화상과 같은 부작용이 생기지 않도록 주의해야 한다.

필자는 오랜 연구와 경험을 통해 약물 배합, 시술 장비의 적절한 혼합, 에너지 조절 등 다방면에서 최고의 효과와 적은 부작용을 위한 세팅을 만들어왔으며, 이러한 일련의 시술들로 사람들의 아름다운 몸을 만드는 데 도움을 주고 있다.

부드러운 살결을 위한
흉터 & 튼살 치료

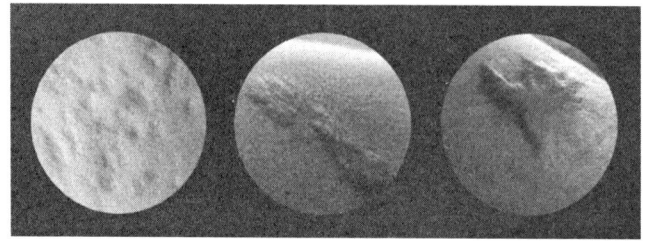

살면서 몸에 흉터 하나쯤 없는 사람이 있을까? 아마도 없을 것이다. 흉터는 수술, 외상, 화상 등 여러 원인에 의해 생긴다. 모양에 따라 융기형, 함몰형으로 나누기도 하고 색소 침착에 따라 색상도 다양하다. 비후성 반흔이나 켈로이드처럼 특수한 형태의 흉터가 생기기도 한다. 흉터를 만든 물체가 어떠한 것인지, 개인의 피부 특성, 위치에 따라 흉터는 모두 다르게 나타난다.

과거 흉터 치료는 매우 제한적이었다. 흉터의 종류에 따라서 치료가 쉽지 않은 경우도 존재하며 방법도 주로 수술적 제거를 통해 흉터가 작아지길 기대하거나, 레이저 치료 등으로 한정되어 있었다.

이러한 치료 방식에 최근 새로운 패러다임이 일어나고 있다. 흉터의 질, 근본적인 피부의 재생을 촉진할 수 있는 약물이 생겨나고, 새로운 장비의 도입으로 그 약물의 주입 방식 또한 다양해졌다. 피부 재생의 근원이라 할 수 있는 줄기세포 성장인자를 포함한 피부 재생을 촉진하는 성분들의 배합을 통해 흉터의 상태를 개선하고, 나아가 정상 피부 상태에 가깝게 다가가는 것이 가능해졌다. 치료 시에 함몰형 흉터와 융기형 흉터, 켈로이드 흉터 등 그 종류에 따라 약물 배합이 달라지며 3-4주 정도 주기로 치료를 진행하게 된다. 치료 기간은 흉터 상태에 따라 달라지지만, 어떠한 형태의 흉터도 그 효과를 기대할 수 있고 지금까지 나온 흉터 치료 중에서는 단연 최고라 할 수 있다.

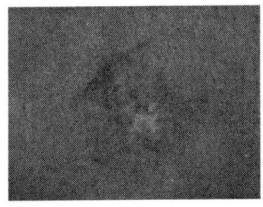 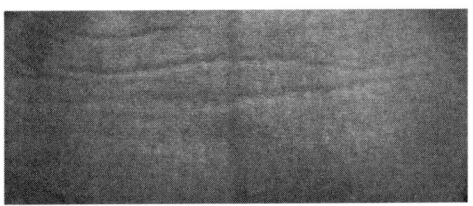

이렇게 흉터 치료가 새로운 패러다임을 맞이하였듯이, 튼살 치료 또한 새로운 치료 방법이 생겼다. 과거 튼살 치료는 사실상 미지의 영역이었다. 효과에 있어 뚜렷한 두각을 나타내는 치료 방법이 없었다. 튼살이 생기는 원인은 대부분 갑작스러운 체중 변화이지만 종류는 흰색, 붉은색으로 색상도 다르고 파인 정도도 다 다르다. 튼살 치료에 가장 중요한 것은 파인 정도와 색상, 피부 탄력의 회복이다. 근본적인 피부 재생을 통해 탄력과 패임을 개선하고 동시에 주변의 정상적인 피부와 색상을 비슷하게 만들어야 한다. 과거에 튼살 치료가 어려웠던 것은 피부의 재생을 촉진하는 약물이 별로 없었다는 것도 큰 문제였지만, 튼살은 범위가 넓고 선의 형태를 보이기에 선을 따라서 주사로 약물을 주입하는 방식의 치료가 사실상 어렵다는 점이었다. 최근 주사가 아닌 방식으로 약물을 주입할 수 있게 되면서 튼살 치료의 새로운 기계적 방법이 생겼으며, 재생 약물 또한 새로이 개발되어 튼살 치료를 할 수 있게 되었다. 이러한 튼살 치료는 단시간에 해결되는 것이 아니기에, 인내심을 가지고 3-4주 정도 주기로 피부가 회복할 만한 충분한 시간을 주며, 일정 기간 동안 치료를 꾸준히 진행하게 된다.

필자는 흉터와 튼살 치료에 대해 힐링에 최적화된 성분을 황금 비율로 배합한 약물인 'BB힐링앰플'을 만들고, 바늘이 없는 새로운 약물 주입 장비인 '미라젯'을 이용해 치료를 시행하고 있다. 치료 시에 효과가 좋은 성분으로 배합된 약물의 종류가 가장 중요하겠지만, 그 다음으로 중요한 것은 의사의 장비 숙련도일 것이다. 적절한 에너지 조절을 통해 피부 원하는 깊이에 약물을 효율적으로 고르게 주입하고 전달하는 것은 시술하는 의사의 장비 숙련도에서 차이가 날 것이다. 필자는 그 장비 사용에 대해서도 숙련된 전문의로 선정되며 그 전문성을 인정받았다. 이뿐만 아니라 시술 이후 재생을 지속적으로 도와줄 수 있는 연고나 크림에 대한 제품 테스트 또한 직접 진행하고 환자들에게 추천하고 있다. 시술의 효과를 극대화하기 위해 병원의 후 관리와 환자 본인의 후 관리 또한 중요하기에 모든 과정을 세심하게 신경 쓰고 있다.

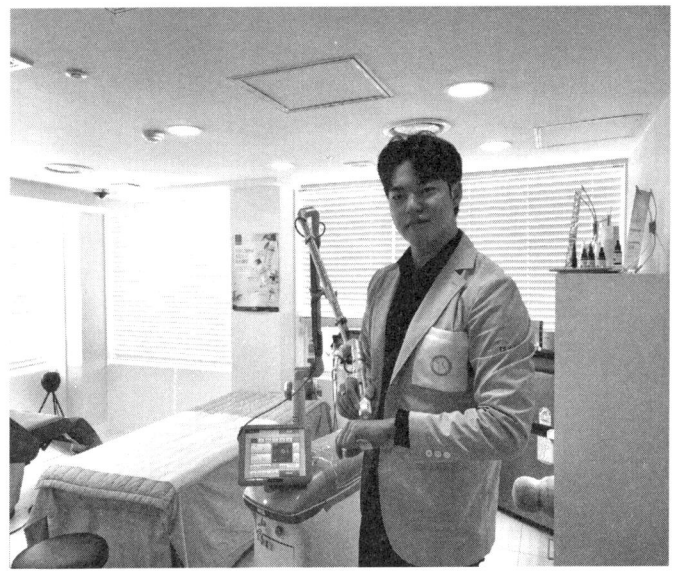

스타일의 완성은
헤어, 두피 관리 & 탈모 예방

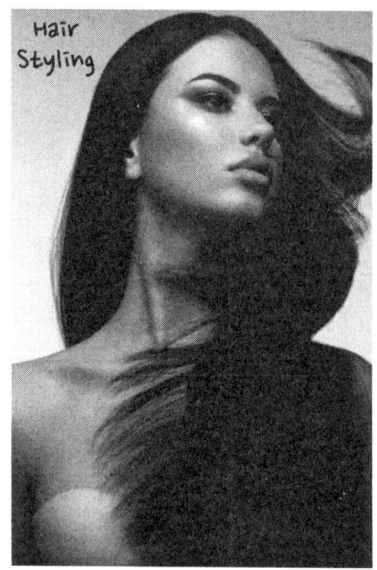

사람의 첫인상을 볼 때, 가장 중요한 것은 무엇일까? 처음 보이는 것은 사람의 외적인 부분이고, 가장 먼저 보게 되는 곳은 얼굴이다. 얼굴의 전체적인 느낌이 첫인상을 결정한다고 해도 과언이 아닐 것이다. 얼굴의 이미지를 결정하는 것은 눈과 눈썹, 코로 이어지는 일명 'T존'이지만 얼굴의 범위를 좀 더 넓게 생각해 보면 얼굴 바로 위, 헤어스타일이 이미지 형성에 크게 작용한다. '남자는 머리빨'이라는 재미있는 표현이 있듯이 사람들은 헤어스타일이 첫인상을 결정하는 중요한 요소라는 것을 인지하고 있으며, 이것은 비단 특정 성별에 국한되는 얘기가 아니다. 동안으로 보이기 위해서도 풍성한 머리카락은 중요하며, 적절한 헤어스타일링을 통한 아름다움의 연출은 모두가 꿈꾸는 것이다. 우리가 방송 매체에서 접하는 셀럽, 스타들이 더욱 예쁘고 멋있게 보이는 이유는 메이크업과 더불어 헤어스타일링 때문일 것이다. 메이크업과 헤어스타일링이 조화를 이룰 때보다 더 원하는 이미지를 연출할 수 있다.

효과적인 메이크업을 위해서는 책의 앞선 내용에서 설명했던 피부 리프팅과 안티에이징이 중요할 것이다. 그렇다면 헤어스타일링을 위해 가장 중요한 것은 무엇인가? 바로 건강한 두피 상태와 풍성한 머리카락이다. 머리숱이 적다면 헤어스타일링에 제약이 생기고, 두피 상태가 좋지 못하다면 스타일링을 위한 화장품이나 제품을 쓰는 것이 어려워진다. 적절한 두피 관리와 탈모 예방을 하는 것이 중요한 이유이다. 의사로서 환자를 진료할 때 치료를 중요하게 생각하지만, 비중을 더 두는 것은 바로 '예방'이다. 질환이나 문제가 생기기 전에 막는 것, 그것이 가장 효율적인 치료이기 때문이다. 필자는 건강한 두피와 탈모 방지에 중요한 성분들은 무엇이며, 그 성분들을 포함한 약물로 어떤 시술을 할 것이고, 시너지를 위해 전후 관리로 어떠한 제품을 사용할 것인가에 대해 끊임없이 고민하였다.

탈모 예방이라는 것은 탈모가 없는 사람들의 관리도 의미하지만, 동시에 진행되고 있는 탈모를 더 이상 진행되지 않게 막거나 속도를 늦추는 것도 포함한다. 모발 이식은 이미 탈모가 진행되어 되돌릴 수 없는 경우에 좋은 치료 방법이지만 예방의 느낌은 아닐 것이다. 다행히도 필자는 탈모가 없지만 주변의 친구, 형, 동생들이 불운하게도 30대라는 이른 시기에 탈모를 경험하고, 의사인 필자에게 좋은 방법이 없을지 슬픈 표정으로 진심 어린 조언을 구할 때 그들의 절실함을 느낀다. 사람들의 탈모에 대한 걱정이 얼마나 절실한지 알기에 관련 공부를 더 하게 되었고, 영국 TTS라는 공신력 있는 단체의 한국인증위원회인 한국두피모발연구학회에서 '트리콜로지스트' 자격을 받았다.

또한 끊임없는 연구와 무수한 임상 경험을 통해 여러 성장인자와 비타민, 건강한 두피 재생을 위한 성분들을 배합하여 'BB헤어앰플'을 만들어 냈다. 이러한 약물을 바늘 없이 주입하는 장비인 미라젯을 이용해 두피 전반에 주입한다. 시술 전후로 5단계에 걸친 순환케어, 각질케어, 영양공급, 두피 마사지 등 여러 관리로 시술의 효과를 극대화한다. 독자는 의사이면서 트리콜로지스트이기도 한 필자의 두피 관리 & 탈모 치료가 궁금하지 아니한가? 그 판단은 독자에게 맡긴다.

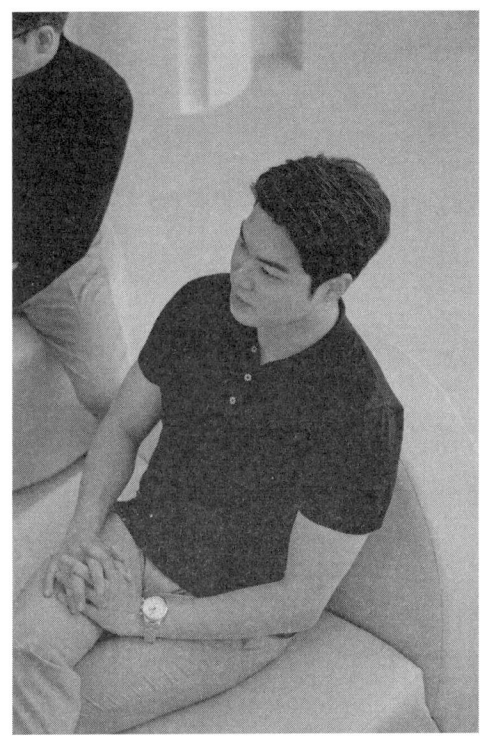

Part 4-2~4-7 참고도서 및 일부내용 발췌

1. 비타민치료 제3판, 대한비타민연구회
2. 안티에이징 의학의 기초와 임상 제3판, Japan society of anti-aging medicine
3. 가정의학 일차진료지침서 제4판, 대한가정의학회
4-3. 비타민, 마이어스 관련 내용은 1번 책 일부 내용 사용
4-3. 식이 관련 내용 3번 책 일부 내용 사용
4-4. 운동 관련 내용 2번 책 일부 내용 사용